南郷継正　武道哲学　著作・講義全集　第十一巻

武道哲学各論 Ⅲ

――『全集』の読者への挨拶〔Ⅺ〕
――武道哲学　武道と認識の理論 Ⅲ
――武道哲学講義〔Ⅶ〕

『全集』の読者への挨拶〔XI〕

本『全集』は遅れに遅れての出版となってしまっている。まだなのか……と期待されている読者諸氏にはお詫びの言葉もないくらいの申し訳なさである。理由は、と問われても毎度のような文言となる。それは年間数十回もの武道合宿のゆえである、と。

たしかに私は哲学なる学の構築を図って、まずは弁証法を学びかつ修めていくことになったのであるが、その実験（実践）材料というか、「専門分野を究めていくことなしには、弁証法の学的修得はまずなかろう」との恩師三浦つとむの言葉に従って、（あろうことか）専門分野に武道を、特に武道空手を通して論理を導きだす実力を把持するべく、としての出立であった。

諸氏には、当然の常識であろうが、私が「弁証法を、森羅万象を学として把持する（ことが可能な）学問」として大きく出立すべく決心したのが十代後半、高校二年から三年にかけてのことであった。その弁証法への驚異的といってよいほどの憧憬は、その後にして思いおこして論理化すれば、まさしく古代ギリシャのアリストテレスの「驚駭」に相当するレベルのことであったと説くべきである。その書は『観念論と唯物論』（柳田謙十郎、弘文堂）である。

これ以後、弁証法という文字を観念論と唯物論に内包させながら私の心中に学問として燃え続けていくことになったといってよい。この『観念論と唯物論』によって燃えさかることになった弁証法への学びは、『哲学以前』（出 隆、岩波書店）へと向かうことになっていく。理由は、弁証法は哲学の生まれ変わった学問である、と勝手に思いこんでいたからであり、それだけに、哲学の正体はとてつもなく難解なものであろうとも思っていただけに、では哲学はどうやって誕生したのだろうとの興味を『哲学以前』という書名で、ひかれることになったからである。

少し説くならば、この出 隆の書は人類的（哲学者的ではなく）哲学生成発展の端緒なるものを、散策風の随筆として説いたものだ、といってよい。だがそれにしても、その散策風たる中身は実に見事な哲学への道としての実態を含んでの、ある「迷い」の状態のこと！ である。学問という道を歩き始めた人がここを真剣に読みとれば、その御仁の現在・現実という実状（惨状）を見事に風景化してくれていることに気づかされることになるはずである。その通りに、当時の私はその後、十年近くもここを、その見事な風景化に感じいってしまって、それでもしっかりと目的の場所へ歩いていっているとの錯覚に陥っていたのである。

それだけに、この『哲学以前』と『学生に与う』（河合栄治郎、現代教養文庫）は私の学生時代からのバイブルとして、机上に飾られていた。またそれだけに、その迷い道を『武道講義武道と認識の理論』の連載に紹介していくまでにもなったものである。

諸氏にも、私の学問への道の原風景を、この『哲学以前』に感じとってほしいものである。広大な林の中を歩いていきながら、土を直にふむこと適わずのままに、落葉のカサコソたる音のみを聞くだけである、との学への道の侘しさが分かるのが、『哲学以前』だったのである。それでも私は、その落葉だけの足音を淋しさを噛みしめながらも、「弁証法は哲学の生まれ変わりなり」との信念だけは、いささかなりとも揺るがすことはなかったのである。

それゆえに、その数年後に本物の科学的弁証法の基本を見事に説いた恩師三浦つとむの『弁証法はどういう科学か』に出会っても、恩師の貶めている古い哲学はその通りではあろうが、新時代を担う本物の哲学は弁証法として新たな本物の哲学的内実を含んでの学問たる「弁証学」となっていくのだ、との思いを強くし、それだけに、私は自然科学でしか弁証法を構成(法則化)できなかったエンゲルスに代わって、恩師は社会科学においても、それを成し遂げようとしているのだ、と長く思い続けていくのである。

またそれゆえに、私はいわゆる科学としての弁証法レベルで実力化できた後の四十歳頃からは、自然科学、社会科学、精神科学のすべてにわたって、私の第一級の数十名の弟子とともにプラトンの説く弁証法の学び、すなわち「生活を共にしての学への形成への道たる『滅ぼし合う対立』」を十年もの間、続けることになっていったのである。結果、アリストテレスの、トマス・アクィナスの、そしてカントの、ヘーゲル（結果としてではないが）の哲学と、世上説かれてきている学問の中身、すなわち、哲学上の実力の構造、あるいは体系性をすべてにわたって理論的体系的に把握することが可能となった、という現在がある。

ではここに、その哲学上の実力とは一体いかなるものかを有体に説いておく。

端的には学問形成上の世界観である唯物論と観念論を、学識経験といったレベルでの知識からではなく、学問としての哲学上の実力となるようにしっかりと把握〔喩えれば、巨大な寒流である親潮（観念論）と、長征する大暖流である黒潮（唯物論）とを渦潮のようにクロスさせながら逆巻いて流れいく一大潮流（学問としての哲学）を見事に分けきって把握〕する実力を当然にふまえた上での弁証法の学問としての把握、それをなすことができるような古代ギリシャからの哲学の過程的歴史の理解、すなわち、アリストテレスからトマス・アクィナスを経ての、ベーコン、ロック、デカルト、カント、ヘーゲルへと流れこんでいく怒濤《ドトウ》のような学問としての哲学である観念の大潮流を、自分自身の認識の流れのように実力と化し、その実力把持の上での科学としての個別分野の学問の形成の過程を論理的・事実的に研鑽して、ヘーゲルの『エンチュクロペディー（哲学諸学綱要）』や『精神現象学 序論』の内実、すなわちそれらの著作の学的構造あるいは学的体系性くらいは、あっさりと自分の専門を例にとって軽く講義できる実力を、哲学上の実力の最低である、といってよい。

さて、「自然科学、社会科学、精神科学のすべては合宿的闘論生活で体系的把握が可能となった」とあるが、ではそのことと、年間何十回もの武道合宿との関わりは一体なんなのであるか、がここで問われよう。端的には、武道合宿の重層化が、毎年どころか毎月単位くらいで頭脳の働きを見事にしてくれてきているからである。これは赤ちゃんが誕生してまもなく母親が行う、赤ちゃん体操↕寝返りをうつ↕はいはいをする↕立ちあがる↕動き回る↕物を散らかし、壊し回る↕泳ぐ、そしてここから日常生活的仕事たる掃き掃除、拭き掃除、水汲み、洗濯、布団の上げ下ろし、かつ荷物の運搬、そして百姓仕事等々へと続く、人間の一生の壮年までの流れの総過程を武道合宿で行っている結果である、と説くようにである。

ここで本書の「武道哲学講義〔Ⅶ〕」について、少し説いておくべきことが出てきたことである。というのは、この「読者への挨拶〔Ⅺ〕」の途中で、偶然なことに、ヘーゲルの『大論理学』第一版及びマルクスの『資本論』第一版が手に入ることになったからである。ドイツ本国からの到着は本年春となるだけに、内容は未読であるが、その第一版を読んでみたかったとの思いを〔Ⅶ〕に説いているが、これは果たされることになる。それだけにここは、『全集』

第三巻たる「哲学・論理学への道」としてアリストテレスがなしたとされる「形而上学」の実態に加え、アリストテレスの学をふまえてなしえたトマス・アクィナス『神学大全』の論理構造、ここをふまえてアリストテレスを見事に読みとることになったヘーゲルが、何を真に説きたかったのかの内実を、形而上学の構造と思弁の構造をきちんと筋道（道筋ではなく）を立てながらお目にかけることになろう。もっとも、本書でもそこはささやかに触れてはおいた。

最後になったが、今回も現代社社主小南吉彦氏の温情にお礼を申しあげたい。また柳沢節子さんには『全集』の原稿の遅延を毎度ながら申し訳なく……。そして別途、田沼 岳さんにもお手を煩わせていることに感謝したい。

二〇一五年三月十日

南郷 継正

武道哲学

武道と認識の理論 III

まえがき

本書に説くのは、世界レベルでの日本の文化的発展を担うべき本来の学校教育においては、かつての旧制高等学校レベルの論理的実力を養成するための授業内容を教育する過程（課程）が存在すべきであったのに、それがなされるべくもない現状を憂えて、あえて説く、旧制高等学校の一般教養レベルの授業内容の一端である。現在の制度にあてはめれば、高等学校三年生から大学一、二年生が実力となすべき、かといって受験とはいささかも関係のあろうはずがない、文化的教育に必須の内容を一般的レベルで説いたものである。そしてこれはまた、現在日本各地から集ってきている東京大学をはじめとする少数の俊英に、私が日本弁証法論理学研究会（『武道と認識の理論Ⅰ・Ⅱ』や『弁証法・認識論への道』参照）で、折に触れて講義をしている内容の一端である。

たしかに、日本の教育界は荒れに荒れているようである。登校拒否（当時の言葉、現在は不登校）の問題が大きく耳目を引いているかと思えば、次はオウム真理教であり、現在に至っては、はたまた体罰やいじめの問題である。ところが本書の内容は、そんな教育界の揺れには全く関係のない論の展開となっている。しかも、冒頭論文が「認識論から教育を問う」とありながら……である。これは目次を一読されればすぐに分かるはずである。

私は、本書でそのようなことを論じるつもりは少しもない。というのは、私が説くのは国家レベルでの日本の教育論であって教師論や生徒論ではないからである。そんなレベルを説くのは、私でなくとも適任者はいるからであり、私が本論に説く教育論は他にほとんどないからである。

教育論と教師論が分かりづらい人には、次の例で考えてほしい。

それは、政治学と政治論の違い、あるいは政治家と行政官の違い、または経済論と経営論の違いでも結構である。このレベルで、教育論と教師論は本来は大きく異なるのである。

それはともかくとして、本書の主題は、認識論から大きく教育を、そして特に教育制度を問うことにある。それだけに本書で問題にしているのは、思春期から青春期にかけての認識の過程的構造の在り方である。これは、教育論の中の特に学校制度に大きく関わるものである。そこで冒頭の「旧制高等学校の授業内容云々」となっているのであるが、詳しくは本文を読んで納得してほしい、と思う。

このような内容で脱稿しかかったところへ、思いもかけなかったニュースがとびこんできた。

「中高一貫五年生制」を――新進党の海部党首　学制改革試案を発表

新進党の海部俊樹党首は十六日、青森市内の青森空港で記者会見し、中高一貫教育を導入し中学校を五年制とする同党の「学制改革試案」を発表した。新五年制中学創設に伴い、専門技術を習得するための三―五年の「カレッジ」を創設するほか、大学は現在の四年制から五年制に変更するとしている。

同党は中高一貫教育を導入する理由として、「中学三年、高校三年というのは、受験準備に追われて落ち着いて本来の勉強ができない不安定な制度になっている」（西岡武夫・総合調整担当）ことなどを挙げている。

（毎日新聞、一九九五年七月十七日朝刊）

何が思いもかけなかったことなのかを説けば、まさか、あの新進党の海部俊樹党首（本書執筆当時）が、このような過激な（？）思想を抱いていたとは！　である。

そのニュースの後では、何か二番煎じのような気がしないではないが、しかし、この私の教育論を後押ししてくれたかのような思いになって、苦笑させられたことである。

ただ、肝心の旧制高等学校の内実かつその意義について、いささかも触れていないのは大きく残念というべきだが、彼、海部党首自身としては、これで中学校を五年とすることで旧制度の復活の代わりになる!?　と考えたのであろう。しかし、旧制中学校や旧制高等学校の生活の内実（実態）を知るよしもなかった人物としては、ここまででもって瞑《メイ》すべきなのであろう。

少し付け加えておくことがある。中高一貫なるものをいくら促進させても、それは、一流大学を目指すための受験勉強にはまさしく大きく役立つであろうが、国家としての日本の未来の文化建設にはほとんど役に立つことはないはずである。

南郷継正

〔注〕私が旧著作で、科学との文字を使用しているものは、科学一般、すなわち「学一般」のことであり、この学一般なるものを本書では「学問」との文字で用いている。それだけに、科学的とあった旧著作の文字は学的となっていることをお断りしておきたい。また学問の論理的構造として体系化したものを一つには現象論、構造論、本質論とし、認識学の体系性を構造化したものを具体論、表象論、抽象論として用いている場合がある。また、本質論の学的具体化として、本質レベルから一般化した構造論を特に哲学という概念で用いている。

武道哲学　武道と認識の理論III――目　次

第二編　大学生に、「哲学と世界観」を説く　129

序の編　認識論から教育を問う

序の章Ⅰ　現代教育に大きく欠けたるもの

（一）私はどうやって認識論・教育論・技術論を構築してきたか

本書で初めて私を知る読者のためにまず、大上段に振りかぶっての自己紹介から始めよう。

二十五年にわたって（本書執筆当時）武道を指導し、個人をより歴史性ある人間たらしめんとして、技術論・認識論・弁証法を媒介にしながら、世界観を土台とした人間論をふまえて武道哲学並びに武道科学を確立す。

武道空手を主軸として棒術・杖術・剣道・居合道・柔道・合気道・中国拳法・日本拳法・少林寺拳法を究明し、併せて個人の認識及び技術の発展形態の理論、すなわち上達の構造・教育の構造並びに禅の論理、及び修行の構造を解明す。

以上が私の略歴であり、現在である（当然ながら、以上は一九九五年当時のものである）。いささか大仰なと感じられる向きもあろうが、これは事実であり、少しの粉飾もない。感性レベルでの反発は御免こうむりたいので、どうかそのような方は私の過去の著作、たとえば『武道の理論』、『武道の復権』、『武道とは何か』、『武道への道』（ともに三一書房。本『全集』にすべて収めてある）などを読んでほしい。そこには、事実として以上の事柄が、すなわち私自身と弟子たちの長年にわたっての修業をふまえて開拓した上達論、修業・修行論、勝負論、指導論、教育論等々についての学的論理がきちんと説いてある。だが、である。そう説いておいてもほとんどの読者は、過去の著作など見向きもしないはずである。それだけに、厚かましくも、他の著作からの私の略歴を引用しておきたい。

本書は、私の『全集』に載せている「武道哲学講義」を元に、少し手を加えて説いているものである。そして本文の中にも認《シタタ》めてあるように、本書は『全集』第三巻である『哲学・論理学への道』の素稿（study）としての実質を持つものである。さらに付加しておくならば、この『全集』第三巻は私の学的研鑽の終章となるべき内容を把持して発刊することになるものである。この第三巻は、当初の予定ではおそらくは十年もの前に発刊されるべきものであった。それがどうして今日に至るも未刊なのかについては、私の著作のあちらこちらで弁明気味に認めている通り、である。それは『全集』の刊行と並んで「〝夢〟講義」の連載を進めていっているうちに、私の学的な認識の深まりが一向に止まらなくなっていった、からである、と。

この事柄に関しても、読者には承知の内容だと思う。なぜなら私は一作、一作と著作が進むごとに、頭脳の働きがそれに合わせるかのように、どうにもならなくなるかのように向上していくことになった、と何回となく説いてきている。このことはすべて、「弁証法の修学と武道・武術の修練」の成果である。とはいっても、この向上の成果があるのは、私の個人での手柄ではけっしてない。『武道の理論』にしっかりと、（本書にも引用として説いているように）「私と師と友人と弟子たちとの長年にわたる涙と汗の理論的な結晶」である。ここで師とは、私淑してきた恩師三浦つとむであり、友人とは、私の組織の統括者たちである。

この引用で説かれていないのは、涙と汗の他に〝したたる血〟の連続性があったことくらいであろうか。歴史的に視て武道・武術の修練には、涙と汗の他に、当然のように存在するものが〝したたる血〟である。だが、この『武道の理論』には、この文字をどうしても書くことがためらわれたことである。武道・武術においての〝したたる血〟は、時代劇だけのものではないにしても、やはり、理論書に書くことは当時の私の心情としては適《カナ》わなかったのである。

さて、学的修練の向上について簡単に説けば、私は二十代初頭にして（私の勝手な思いこみだった）哲学の代名詞としての弁証法への道へと出立し始めたことであったが、その弁証法への修学が、ともかく学的レベルで役に立つようになるまでに進化できたのが三十代後半であり、それの帰結が『武道の理論』の発刊であった。私は、恩師三浦つとむ（以下、恩師とする）の『弁証法はどういう科学か』（講談社）に、二十代の初めからまともに学び続け、それを武道空手の修練と道場の現実での指導の方法に難行苦行しながら応用して、それの未熟レベルでしかない成果をまた武道空手への再応用を通して、次第次第に実力がついてきて、結果的に自分の学的実力（論理能力）の発展を図っていくことになっていったものである。

ここを少し具体性をもって説いてみよう。

『武道の理論』は、恩師の『弁証法はどういう科学か』レベルの弁証法をふまえて説くことになった、記念すべき書物である。すなわちここには、『弁証法はどういう科学か』に説かれている弁証法に関わってのすべてのことが、この書物の中に説かれている恩師の弁証法の実力レベルで、『武道の理論』の理論的実態となっている、ということである。

そして、この著作執筆のお蔭もあって、二作目である『武道の復権』では、武道・武術の過程的構造の複合形態にしっかりと立ちいれるようになっていったのであり、その結果、『弁証法はどういう科学か』の弁証法の内実を、武道空手の修練との「合わせ技」で少しずつながらも発展させることができていったのだ、と思っている。

やがて三作目たる『武道とは何か――武道綱要』では、学的一般論と体系性の論理構造なるものを、ある程度極めることにもなったことである。このことに関しては、もう一人の恩師滝村隆一に心からの感謝の念を捧げたい。ともかく、論文なるものを書物として構成すべき「ありとあらゆること」に関わっての指導を、厳しく受けていった結果なのであるから……。

四作目『武道への道』、五作目『武道修行の道』で、私の理論的、実践的修学の道が大岩壁にぶちあたったために、大きく閉されていくことになったことは、『武道講義　武道と認識の理論Ｉ』に認めておいたように、である。それだけに、ここで学的修練は中断し、以後十年近くも毎日毎日、全力を挙げて達人を目指す弟子の幾人かとともに、武道・武術修練の真っ只中に突入することになっていった。そしてこの厳しい修練の成果が、前記の書を初めとする『武道講義　武道と認識の理論』シリーズと『武道講義入門　弁証法・認識論への道』、『武道の科学』、加えて、『武道講義　武道と弁証法の理論』となったことである。

以上の執筆の流れにも見られるように、私の場合これも偶然的出来事のゆえをもって、武道修練と頭脳修練がなんともうまく交互作用的成果を与えてくれたものである。具体的には、何年間も執筆活動に停滞が起きてくる頃になると、面白いことに何年にもわたって武道修練が上手に捗《ハカド》ることになっていき、また武道修練に何年ものかの大きな壁が立ちはだかるようになると、これまた当然であるかのように、そこにうまい具合にこれまた何年にもわたる頭脳活動の発展がある！　という、なんとも奇跡的な連鎖が何十年もの間、現在に至るも続いてきている。

これらの一端は、達人を目指している弟子の書物にも同じように現われたことであった。

弟子の一人の著作は、これまた人類史上初といってよい学的理論書としての「刀法の書」である。題名は『武道居合學〔綱要〕』（飛龍　田熊叢雪、現代社）であり、他の一冊は、本書刊行の直前に出版された、これもまた史上初の、女性による理論的武道空手書である。題名は『護身武道空手概論』（朝霧華刃、神橘美伽、現代社）である。両著とも、私の書物と同じように、武道・武術の修練に合わせるかのごときの、十何年にもわたる「学としての弁証法」の修学があったことは、ここでしっかり説いておきたい。諸氏も、本物の学問への道の修学を！　と目指すのであれば、私の過去と同様に、そして私の弟子と同様に、専門の修学のみでなく、併せて（という以上に）弁証法の修得に励んでほしいと願っている。

（3）『武道の理論』以来の武道・武術の理論の深化

さて何回となく説くことであるが、「武道」とか「武術」というものは時代錯誤しも思えるのだが……との読者諸氏の見解がいまだにあると思う。

それだけにここで、再度にわたっての弁明を少しすべきであろう。

ここ、二十一世紀を迎えてからの日本の社会は、異常なまでの犯罪社会となってきている。それも大人の社会の中での犯罪ならばまだしも、幼い子、幼稚園児、小学生、中学生への攻撃を含んでの、数多くの大きな犯罪が毎日のように続いている。何か、世の中が大きく変わってきているのではないか、それも不幸な社会への大きな変化ではないのか……と怖い思いで、この犯罪の多発という社会の変化を眺めている人が大多数なのではないか、とも思う。

振り返ってみれば、『武道の理論』（『全集』の第四巻に収めてある）を三一書房から出版した一九七〇年代の始まりもそうであった。これは第二次安保闘争によって社会が大きなウネリとともに巨大な変革の時代へと移っていった時代だったことである。

それはともかくとして、当時の『武道の理論』の出版は、一面では「そんなことは絶対にあるはずもない」とほとんどすべての人に思われていた武道・武術の理論化ということが図られ、それも当時学問上の大公式とばかりに、あるいは尊敬され、あるいは敬遠されていた「唯物論的弁証法」すなわち「科学的弁証法」を用いての学問化・理論化だったことに、私はいまだに深い思い入れがある。この書物はまた、他の面からは遠い世界であった武道・武術が誰にでも学べるものとしての「キャッチフレーズ」の〝弱者のための武道〟ということで、それまでは、いわば当時の代表的空手の一つであった〝極真会的な〟優れた体力の持ち主たちの武闘流派や、〝日本空手協会的な〟運動神経の見事な人だけの流派であった武道を、そしてその武道の世界を、本当は武道が必要な人、つまり体力のない人や、弱い人でもできる武道へと新しい世界を切り拓《ヒラ》いてみせていくことになったのが、本著だったことも事実である。

それはそれとして私には、これまで常に時代の先端を歩くことによって、というよりも、正確には、「時代のある流れそのものを創造してきたのだ」、という自負がある。

これは科学としての、そして唯物論的なものとしての真の弁証法を学んだ者として、かつ、哲学史上初、かつ弁証法的認識論としての弁証法の成立の過程から過程への「謎」を理論的に解くことができた者として本当に誇りに思っている。すなわち、古代ギリシャ時代の哲学（学問）を研究し続けた人によって誕生させられたと信じられてきている、また加えて学問上の常識的には信じられている弁証法とはどういうものだったのか、どういう姿形だったのかについて、かつその過程性・構造性については、誰一人として哲学者は説いていないことも、付記しておくべきであろうと思う。ここに関しては恩師にしても、残念なことに「弁証法はどのように発展してきたか」として古代ギリシャからエンゲルスに至る歴史的流れを『弁証法はどういう科学か』で言葉少なに述べているだけだからである。さて私は、恩師の科学的とされる弁証法を二十年近くもの間学ぶことによって、科学的と称している弁証法を修得し、そこを二重性を把持しての歴史性を持って探求していくことによって、古代ギリシャ時代の弁証法と称されるものの謎をほとんど解（説）いてみせることができたのが私だから！　と何回か説いてきている（本論を含め、以下の引用文はすべて読者に読みやすくすべく、本書に合わせてカナを漢字にしたり、改行したりしている。また（前出）は省いている。諒承を乞う）。

以下に説いていく小論は、以上に述べた四半世紀もの学究並びに実践の苦闘をふまえて構築した科学的認識論の立場から説く教育論の一端である。

つとに宣言しているように、自らに歴史性を持って生きようとしない人間はまともに人生を歩む気がないのだ、との思いを私は把持している。そしてそれは、指導者であればあるほどに必要不可欠であると思うのである。いつも説いていることであるが、他人が創出したものを単に保存し、後生大事に抱きこんで、それをひたすらに伝えていくしか能がないならば、それは怠け者でもないかぎり可能なことであり、少しも歴史性を持った人間の生き様だとはいえないと思うからである。

これは、こと武道・武術に関してもそうであり、ただ単に伝統的に残されている、あるいは伝えられてきている無形文化財的な、昔ながらの形式の保存でしかないならば、人間としての発展は到底ありえないといわねばならない。人間にとって、人間として大事なことは、それをより見事に発展させることであり、そのためには、当然のこととして伝えられているものに解剖のメスを入れ、その論理は、その構造は何かを究明し、もってより一層の発展を図るべく努力することでなければならない。仮に自分の過去を振り返って進歩・発展の月日でないならば、その人は人間的に生きていない、すなわち歴史性がないというべきなのである。しかし、これは個人としては、つまり独力ではなかなかになしうることではない。そのためにはまともな指導者が通常必要とされよう。私には、そのような指導者が現実には存在しなかった。それだからこそ歴史上の人物、書物上の人物にその指導者を求めたのである。

たとえば、武道を究める上で、極意書すなわち、悟り・平常心・不動心等の持つ役割は一体「何」であるのかが一大難関であったし、どうして武術の中からそれら悟りの構造が、宗教と並んで出てきたのかもこれまた大難問であった。また、それだけに悟得という認識についての武道と禅の関わりも大きな壁であった。それにもまして困難を極めたのは、どうしたら自分をも含めて、教え子たちをまともに上達させられるのかということであった。元々私は、武道を人生の目的として育ったわけでも、それを志したわけでもなく、それとは全く無関係と思っていた哲学を究めたいとの意図を中学時代から把持していただけに、デカルトやカント等の書物に親しんできた関係上、他の運動家、特に武道家のように認識に関して他人のオコボレにあずかろうという気はさらになかったばかりでなく、無謀にも、あわよくば哲学上の大発見をもなそうという強烈な思いこみすらあったからなのである。そこで（といってもこれすらも偶然性ではあるが）どのように学的学びを進めていったらよいのかを迷っていた時に弁証法との出会いがあったことである。もし、この弁証法との出会いがなければ、私の現在はなかったはずである。

この弁証法との出会いは二回にわたる。初回は『弁証法十講』（柳田謙十郎、創元社）であり、二回目は『弁証法はどういう科学か』であった。この二回目によって、すなわち三浦弁証法を学ぶ途上で、弁証法が単なる知識ではなく、真の自分の実力と化すためには専門的個別科学の分野の研究・把持を必要とするとの『弁証法はどういう科学か』での指摘で、どうせなら武道をその専門分野にしようと思ったのが、私が弁証法と武道への深入りをする機会であった。この強引ともいえる弁証法と武道への探求は大きな成果をもたらしてくれたことである。簡単には、武道の不可解な点は弁証法の力によって、弁証法の不可解な箇所は武道の解明によって、相互規定的な相互浸透をもたらして、現在では、解（説）けない問題はほとんどない高みへと昇っていくことが可能となり、結果として、恩師の指摘通りこれは意外な大成功をなしえたのである。もっと付加すれば、武道を究明する中で、弁証法の深まりが私に否応なしに「学とは何か」あるいは「教育とは何か」を真剣に問わざるをえなくしていったからでもある。

なぜならば、武道の究明とはいうものの、それを単に事実的究明のままでは到底、学的弁証法の学びには役立たずとなるだけであり、一体なんのために武道を専門分野に選んだのか、訳が分からなくなるだけだからである。学的弁証法の学びというか、学的弁証法の実力養成のためには、実体そのものの究明だけでもよいはずの武道であっても、それを学的究明すなわち、論理として究明しなければ意味がなくなるからである。それだけにそれを論理として究明するからには、論理とは何か、理論とは何か、加えて理論と論理はどう違うのか等々を知らねばならず、そのためには、いわゆる論理の体系化を本分とする「学とは何か」を知る必要があっただけでなく、個人としての哲学専攻の立場からも、学問一般を問わざるをえなかったからである。また、指導者としての立場からは、いかに教えるべきか、どう教えたら向上・上達があるのか、つまり、いかに上達させるべきかは教育者・指導者としての大問題であるとの思いこみが強かったので、教えるとは何か、そしてそれが「学ぶ」といかなる関係にあるのかを、自分の指導者としての責任を賭けて究明しなければならなかったからである。

私は日本体育協会の指導者みたいに他人のオメグミで生活をしたり、弟子を育てたりといった優雅な生き様とは無縁であり、失敗すれば明日の糧《カテ》にも困るといった悲惨な日常であったから、これは本当の生命賭けであったのである。戦場に臨まなければならない武将が真剣に軍隊の実力を図らねばならぬ心境よろしく、必死の年月が過ぎていったことである。以上のゆえをもって学的研鑽として取り組んだ最大のものは、当然ながらまずは弁証法であり、次いで認識論であった。

しかし、これらは『武道の復権』(三一書房、現『南郷継正 武道哲学 著作・講義全集』第五巻所収)にも説いているように、学的研鑽の途上においては、この二大学問は直接の形で役に立つことはほとんどなかったといってよいのである。それらは自分の研究が対象の構造に分けいったレベルに応じた在り方でしか自身の姿を現わしはしなかったのだといってよいであろう。それだけに、弁証法を武道に役立たせるべき努力と（なんとか弁証法の構造に分けいろうとする）挑みとの相互規定的な相互浸透力を究明する長年の月日があったことである。この努力の流れ（過程）を把持できてこそ認識の構造が明らかになってくるのであった。以下『武道の復権』からの再録である。

それはともかくとして、この小論の中での最大の論点である崩れと変化の問題は、運動理論の中でも最大の難関であり、弁証法的な論理能力なしには、解くことの不可能だった問題である。しかし、この問題に限らず、運動する物事に関するすべての問題が、大なり小なり弁証法的論理能力を要求しているといっても過言ではない。なぜならば、運動＝矛盾に関する理論を弁証法性と名づけてあり、それに関する科学こそ弁証法である以上、弁証法的な能力なしには運動理論などできあがるわけもないからである。

それにもかかわらず、武道家をも含めて大抵の運動家は、物事をエンゲルスのいわゆる形而上学的にしか捉えず、また、いとも簡単に物事を短絡させることに最大の能力を発揮させたがるものゆえ、努力のわりにはなんらの理論的レベルの向上を図れない現実があるのである。

外部に発表すべく『武道の理論』に手を染めて以来、五年もの月日が流れていったが、この間は私にとって、もっとも歴史性を重ねた期間であったといえよう。

「書くことは考えるための最上かつ最高の方法である」とは誰かの名言である。まさにその通りに、私は書くことによって考える能力が向上していき、頭脳活動＝認識能力＝論理能力を次第次第に高めてこれたのだといってよい。技術論・上達論などという、それこそ気の遠くなるような大問題を学的に解決しようという大それた意識を、一体いつ私は把持するようになったのであろうか。はっきりしていることは、日本の武道空手には理論といえるほどのシロモノはない。ない以上は自らの手で創りあげるしかない、そう決心したのは、二十歳の声を聞いてからしばらくの頃であったということである。

当時の私は哲学＝弁証法という学問に心を奪われており、「自然科学でもよし、社会科学でもよし、個別科学の中で弁証法を問題にし、個別科学の問題を解きながら弁証法を実践していって、初めて高度の弁証法をわが物にすることができ――個別科学が弁証法を生み、弁証法が個別科学をさらに押し進めるが、この実践は常に努力を必要とする」との言葉に魅《ヒ》かれて、自分の専門の対象に武道空手を選んだのである。武道空手を学問とするには反対の見解もあるやもしれぬが、学問というものが、対象とする物事の過程的論理構造を究めることである以上、武道空手を学問として究めるになんの文句があろうかとの思いであった。……

当時の私には、昭和の初めにあれほど爆発的に広がりつつあったヨゼフ・ディーツゲンの思想を、ごく少数の例外を除いて誰もがものにしえなかったのはなぜか、という疑問があった。武道の世界に限らず、一人前になるには十年という長い研鑽を必要とするといわれるが、これが技化というものの中身であると知るのに、自身も十年以上の歳月を要したのである。

　弁証法の適用とて一つの認識力＝技術である以上、技化が可能になるにはそれだけの訓練期間を必要とするものである。にもかかわらず、大抵の人は学者をも含めて、弁証法を知識としてのみ自分のものとしたがゆえに、僅か十回以下の読書のみで実力がついたかのような、つまり単なる技化の形程度にしかなりえていないのに、技化が可能になったかのような錯覚に捉われて終わったのである。ヨゼフ・ディーツゲンはたしかに読まれた。爆発的に売れた。だが私はごく一握りの人を除いてまともに弁証法を学んだ人を知らない。それは以上のような技化の構造を知らなかった、そして知ろうともしなかった学者・先生の怠け心があったがゆえでもあろう。弁証法との悪戦苦闘を重ねる中で歳月は勝手に流れてしまっており、自分の専門に、あるいはその周辺に、そして自分の人生に弁証法を自在に適用できる姿を見ることが可能になった時には、十有余年という齢《ヨワイ》をその上に重ねていたのである。

結果として、弁証法と認識論が完璧といえるほどにその姿を現象させた時は、自分の専門の構造を、完璧なまでに解明しきったという自信がついた時であった。

逆に説けば、対象の徹底的な究明を通して、私は弁証法と認識論を再措定（学問的には体系化）しえたのである。この間、約二十年もの長い長い月日が必要であったが、この歳月は単純に長かったというにはあまりにも厳しい存在であった。しかし、この苦労はダテにはしなかったというほどの意義があったのである。その内容が冒頭に掲げた自己紹介の実態である。

学問レベルでの弁証法に関しては当然のこと、技術論、認識論に関しても学的発見と十分に誇れるものが十指以上に及んでいるといってよいであろう。いずれ日を改めて詳細に説くつもりではあるが、今回はそれらに関連したものをテーマとして、以下に少しばかり説くことにしたい。

なお、私がここで名を挙げる諸氏は、個人としては一面識もないものの、はっきりいって学的にはそれなりの先達であり、恩人であり、また、心情レベルでは学的先輩・友人でもあるといってよいと思う。

たとえば、大先達たる武谷三男の三段階論（『弁証法の諸問題』理論社、現在は勁草書房）は、学問構築への一般論としてどれほどに私の武道論・教育論の構築に役立ったことか。あるいは、彼の「技術論」（これは武谷技術論と称すべき凄さである）の本質的部分が、どれほどまでに私の技術論及び認識論の発展を支えてくれたか、これは感謝などというナマぬるい表現では役立たぬくらいである。

また板倉聖宣は彼の創出になる「仮説実験授業の論理」（『科学と方法』季節社）が私の発想と類似していたがゆえに、負けじ魂としてどれだけの奮起を私に促してくれたことか。それに、ここで直接にその理論は取りあげてはいないものの、庄司和晃の「三段階連関理論」（『仮説実験授業と認識の理論』季節社）を知ったことが、技術論の過程的構造の構築と、上達論の過程的構造の解明にどれほどの闘争心を奮い起こしてくれたか、計り知れないものがあるといってよい。

私は、これらの諸氏からの学びを再措定する（すなわち、特に武谷の学問構築の歴史的発展たる「三段階論」及び技術論を、すべて科学的に自分の専門分野で実験・研究することにより、自らのものとして構築すること）とともに、一歩一歩着実にそれら諸氏の研究の中身を追い越してきたのである。

それだけに、なぜに彼ら先達の諸氏が一般以上に己が論理の展開を学的レベルでなしえなかったか、有体に説けば、なにゆえにこれらの諸氏は途上でつまずかざるをえなかったのかを論理として提示できるのである。それのみならず、それらの現実を具体的な事実としても知ることができた立場にあったといえよう。人間の一生は、まさしく歴史性を帯びている。「道を正しく頑張る人に対してはその歩みを歴史の歯車が支えてくれるが、逆に怠け者に対しては情けようしゃなくその歯車が自身の歩みで彼らを踏みつぶしていく」（三浦つとむの言葉）ものである。ここで心しておくべきは「間違った方向への頑張りを絶対になすべきではない！」ということである。本論は、私の苦闘の歴史の中で究明した、それなりに確実な学的評価に耐えうる事実と論理である。

いずれ時を得て、まともな体系的な論理の展開を果たす予定である。

（二）劇画時代の風潮を憂う――マンガとは何か

幾度となく他の著書（『武道の理論』『武道とは何か』その他、三一書房）で説いてきたように、人間は人間として社会的関係の中で、かつ社会性を持つべく育てられて、初めて人間として成長できるのである。これはいかに強調しても、しすぎるということはない。これが、人間が一般的には社会的存在であるといわれる所以であり、社会的個人であるとされる理由である。ここを説く人は少なからず存在する。それゆえ、何をあたりまえのことを！　といわれそうである。

しかしながら、大抵の人の説くことはここまでである。問題はここから始まることを自覚して、その対象の構造に論理の刃を向けようとする人がなんと少ないことか。たとえば、教育の探究にしても、ほとんどが落ちこぼれ・不登校・不良・教養などでしかないのが、その実状を示しているといえよう。

近頃の青年の生き様は、認識論的に見るならば、おしなべてあまりにも小児的である。夢は小学生的であり、目標は最小限の社会適合能力を身につけるといったレベルのことである。すなわち、未来に生きる人間たらんとするのではなく、現在の社会に合うように自分を律するのである。しかも、その夢を描く場合、同じ感性を用いるにしても劇画的であり、けっして自分の自在な像で描こうとはしない。まして、まともに論理的な夢を持とうとは、つゆも思いだにしていないのが大部分であるといえよう。

これは年間数千万部は売れているとされるマンガ万歳の風潮が、この事実を語ってあまりあるといえるし、天下の東京大学の入学式では新入生の数より父兄の姿が多かったという報道が、その情けない彼らの認識の一つの現象形態である。それゆえここで、マンガについて一言しておくのもあながち無駄ではあるまい。近頃は大学にまでマンガ研究会とやらがはびこっているそうであるが、マンガの特性を論じることはあっても、その欠陥をズバリ指摘したものはあまりないようである。最初に断っておくが、私は愛好家といわれるレベルではあっても、マンガ否定論者ではけっしてない。学的認識論から見てマンガの欠点は、次の二点に集約されよう。

第一は、青少年はマンガに熱中するほどに自己の感性レベルの像をマンガによって創られるのみならず、マンガ的に創られてしまうということである。これはどういうことであるのか。

そもそも、個人の認識はその原基形態はいかなる人間であっても、その当人の五感覚器官を通しての反映によって脳(細胞)そのものの中に像として成立する。対象を五感覚器官を通して反映することにより、対象に関わってのその像（学問レベルでこれを認識と称する）が脳(細胞)の機能として成立するのである。それゆえに、その個人の置かれた環境によって、個人の像すなわち認識はまず限界づけられるのであるが、しかしながら、各個人は目的的あるいは無意図的に他に働きかけて、他人の像すなわち認識を受けとることによっても、もしくは自分が自分的ないしは他人的に像を合成することによっても、その限界を乗り越えていくことができるようになる。この場合、他から受けとる像が感性レベルのものか、論理レベルのものかは、その個人の認識の発育・発達の形態・内容を大きく左右することになる。諺に、「孟母三遷の教え」とか、「門前の小僧、習わぬ経を読む」とかがあるようにである。

となれば、後は簡単であろう。マンガで認識＝像を獲得するのは自分の像をなかなかに描きえない、いわゆる空想力の発達しきっていない子ども、すなわち小学生クラスまでならば、それなりの助力を果たしてくれようから、これはそれなりにまずは結構といってもよいであろう。

しかし、脳(細胞)の大いなる成長過程である、思春期・青春期の大切な頃にあまりにもマンガに頼りすぎると、つまり、小説を読む場合は否応なしに自分の力で主人公や脇役の人物の像を自分の想像で描くこととなるのであるが、それを怠ると、すなわちそれらの個々人の像を描くというレベルでの想像力は、将来的には他人の助けなしにはまずは駄目となりかねないばかりか、そのマンガのレベルの想像力しか働かないハメになってしまいかねないものである。これがまた、感性のミズミズしさが育たない所以でもある。なぜならば、感性のミズミズしさとは、現実の反映たる像を自分の力で、対象以上に、より現実的以上に反映する実力、いわゆる創像する実力をつけることにこそ、あるのであるから。

第二は、対象の構造に切りこむ能力、いわゆる論理能力はマンガではほとんどというより、まずは養成できない、ということである。これすなわち論理能力なるものは頭脳活動としては存在するものの、つまり、脳(細胞)の中に観念的実体・実態としては実存することにはなる（育ってくる）ものの、その実体・実態的像は言語として表現するしかなしえないことである。だから、マンガの力を借りるべき成長の時期ではあっても、他方では、それなりの言語の駆使の方法を覚え、文化遺産を言語で受けとるのみならず、その言語から頭脳活動としての像を描ききる努力を養成していくことが大切なのである。

これが、いわゆる小学生期における社会科の中身を現実に分かっていく端緒となる社会見学や遠足などである。その実際をもってして、そこから次は論理的な認識すなわち頭脳活動としての観念的実体・実態像をも、どうしても養成していかなければならないものだからである。その実際をもってして、そこから次はそれらの実際としての事実を頭の中に像化していくことが論理的な認識を創出していける基盤となっていくことになるからである。

これはすなわち、それらの事実に基づいた諸々の像を頭脳活動を通して観念的な実体・実態的な像へと転換止揚（アウフヘーベン）することになるのである。それだけに、どうしてもこの事実としての具体像をすべて観念的な実体・実態像へと止揚する実力を養成する努力が必須となっていくのである。ヘーゲルはここを称して、「概念への労苦」なる概念を創出したのである。この「概念への労苦」には実は過程性が存在していることを読者は忘れてはならない。簡単には以下である。

①事実の一般性への概念の労苦
②この一般性の表象レベルへの概念への労苦
③そして次はこの表象レベルを観念的一般化たる理論性への「労苦」
④そこからすなわち理論性への「労苦」から理論の構造的体系への「労苦」
⑤最後に体系性を把持した理論への労苦

以上をまともに読みとれた読者には、「そもそも論理とは事実すなわち現象として生じている事物・事象的事実なるものをそのままに捉えたものではない」ことが分かってくるはずである。では、論理とはそも一体なんなのであるか！　である。説いたように、論理とは現象的事物・事象そのものではなく、現象をまずは一般性レベルで把握したものから始まるのであるから、これはけっしてマンガにはならないと覚悟すべきことなのである。すなわち、マンガとしては描くことができない！　のである。したがって、マンガでは認識の論理的な発展は絶対に図れないのである。頭を良くしたい場合は、特に指導者の立場にある人は、よくよく心してかからねばならない所以である。

以上、簡単にマンガの欠点を説いておいたが、長所はほとんどの人がよく知るところでもあり、またここの論点ではないので、特に触れることはしない。要は、マンガの短所の発揮されない分野での有用性を捉えて利用させることが肝心であろう。このようなマンガ万歳の風潮で育った現代の若者の頭脳からして、その彼らの持つ主体性とやらの中身も、そのレベルも高が知れているといってよいものである。いくら主体的に生きるのだと叫び、その主体性とやらに任せて人生を生きてみたところで、結局のところ、元の木阿弥で終わるだけのことでしかない。

このように、マンガ人生の主役たる若人は、ほとんどが主体的に生きていないにもかかわらず、彼ら自身は主体的に生きていると信じている場合が非常に多いというべきである。これは一体、なにゆえであろうか。理由は単純である。主体性のレベルを、主体的に生きることの構造を、自分の主観から捉えているからに他ならない。より正確に説くならば、己が主観を主観的にのみ捉えるばかりで、けっしてそれを主体的に把握しようとはしていないからである。これは主体性の欠如などというレベルではなく、端的にいって論理能力の欠如そのものである。彼らは、人生をフィーリング=感性そのもので捉え、あるいは人生をフィーリングそのものとして生きようとするばかりか、それが大事な生き様であるかのように信じている。自分の空想を感覚のみで描こうとしている。これこそはまさに、マンガそのものである。次代の日本を背負って立たねばならぬ若人の成長過程が、それでよいわけがない。人間の生き方をそんな低い次元で捉えてよいわけがないと思うのである。しかし、個としての人間一般しか考えられない人があまりに多くいる現在に、歴史性云々と大上段に構えることが、いかに大仰に捉えられてしまうかを私が分かっていないわけではない。だがあえていえば、歴史の一歩先を歩くと決意した以上は、世の常識のままに揺れ動いていくべきではない。大山鳴動、鼠一匹の結果に終局しようとも、やはり声を大にすべきであろう。あえて教育論争に大石を投ずる所以である。

(三)生きることを問う——目的意識的とは何かを認識論から問う

教育を実践する場合に、教育する側はもちろんのこと、学ぶ側にもそれ相応の条件を必要とするが、ここでは論点を、現代教育の中に欠けたるものに的を絞って説いていこう。それは端的にいって、大志と論理能力である。まずは次の文を読んでほしい。

これは私が大志に論を絞って説いた高校生への小論である。大志の必要な所以を簡潔に述べてある。

現今の若人、特に高校生に欠けているものが二つある。一つは大いなる志であり、一つは論理能力である。いうまでもなく、前者は自己の人生の大いさの要《カナメ》となるものであり、後者は将来己が対象とする事物の持つ構造=性質を、いかばかりにか論理的に究明して一般化し体系化しうるかの能力である。この二つを持ちうるべく努めることが、若人にとって歴史性を持って人生に挑める大前提である。

そもそも高校時代は人生の過程中、本来もっとも多感な時期である。それだけに、各人が自由に己が未来を描き、あたかも己《オノレ》が世界を創造しうる能力を一般的に持ちうるかのごとき意気《イキ》軒昂《ケンコウ》さがあってもよい。だが、大抵はそうはならない。それは一体なにゆえであろうか。端的に説くならば、その教育の場に欠けるからである。本質的にいって、人間はすべてにわたって教育されて初めて人間となりうるのであり、ここに動物との一大区別が存在する。志も論理も直観的成長に任せてはまともに育つわけはなく、落ちゆく先は小人的君子である。

それゆえ、論理能力の教育は無理としても、せめて大志をまともに育む基盤くらいは欲しいものである。それに役立つのが、「個としての大いなる生き様を描いた文学」であり、細かい事象に囚われない「壮大なる人類の流れを説いた歴史」である。しかしながら、これすらも見事に与えうる教師を必要としよう。昔日の我々と同様に、今も見事な「その人」が存在しているはずだと思うのは、これは見果てぬ夢なのであろうか。

(『武道への道』扉所収)

以上の小論をふまえて、いささか詳しく説いていこう。まず、なにゆえに大きな志が必要なのか、生きていく上でどうしてそうでなければならないのか、というところから論を進めていくことにしたい。

誰もが知っているように、人間と動物の一大区別は、動物が与えられた環境の中で与えられたままにしか生きていけない存在であるのに対し、人間は与えられた環境に満足することなく、自らの意志でその環境に働きかけ、その環境を変革し、変革した環境に己れ自身を適合させるのみならず、またその環境を変革するという形で、常に対象との調和・闘争・変革の中で己れ自身を発展させていくことにある。

ここまでは一般論である。ここまでは誰しもが知っていることである。しかし、これでは単なるタダモノ論的人間論でしかない。これをもう一歩進めてこそ、まともなる人間論が可能なのである。すなわち、現状に満足することなく、常に理想を追い求めてやまないのが人間の本性であるならば、この事実を直視することにより、次の論理を導きだすことこそが大事なのである。

以上の人間の本性すなわち、目的意識性を目的意識的に捉え直すこと、これである。繰り返すならば、人間が常に対象に満足することなく、目的意識的に対象に働きかけて、ふだんに対象と己れ自身とを変革してやまない存在であるという事実を、目的的に捉え返して、そこから出発することが大事である、ということなのである。だが、次のような、ごく素朴な質問がなされる可能性があるだろう。

「どのみち、同じように思えるのだが……。ともかく、目的意識的にやれというのだろう？　目的を持って生きろということなのだろう？」

これはおそらく、いわんとすることは、単なる論理の繰り返しではないのか、という質問ないし反論である。だが、答は否である。断じて否である。これは、すこぶるつきの大事な事柄なので、少しばかり説明しておこう。たしかに一般的に説けば、人間は目的的な存在である。だから、人間の本質から見て、目的を持って生きるのが人間的な在り方だから、当然のこととして目的的に生きるべきである、という結論を出してもよいように見えよう。そして、これを補強する見解として、たとえば次のような、歴史上の有名人が説く古典的な論を出す人もいよう。

蜘蛛《クモ》は織物師の作業に似た作業を行い、また蜜蜂はその蠟《ロウ》製の巣の建築によって幾多の建築師を赤面させる。だが、もっとも拙劣な建築師でももっとも優秀な蜜蜂よりも最初から優越している所以《ユエン》は、建築師は巣を蠟で建築する以前にすでにそれを彼の頭の中で建築しているということである。労働過程の終りには、その初めにあたりすでに労働者の表象のうちに・つまりすでに観念的に・現存していた成果が出てくる。彼は自然的なものの形態変化のみを生ぜしめるのではない。彼は自然的なもののうちに、同時に、彼の目的——すなわち彼の知っている・法則として彼の行動の仕方様式を規定する・それに彼が自分の意志をこれに従属させねばならぬ・彼の目的——を実現する。

（マルクス『資本論』第一部、長谷部文雄訳、河出書房新社）

人間はその歴史を創る。よしその歴史がどのようなものになるにせよ、各人が各自の意識的に意欲している目的を追うことによって。

※　※　※

社会の歴史においては、そこで行動しているものは、ただまったく意識を賦与され、考慮または情感を持って行動し、一定の目的を目指して努力するところの人間のみである。そこでは、意識された企図、意欲された目標なしには、何事も発生しない。

（エンゲルス『フォイエルバッハ論』出隆、藤川覚訳、大月書店）

これを読むと、なるほど、人間は目的的に行動する存在であると説いている。これは、まさしくこの通りである。これに反論するつもりはない。しかしながら、これはあくまでも一般論なのである。人間を素朴に見つめたレベルの人間観でしかないのである。それゆえ、人生観からする人間論ではこのレベルでは何も説かないに等しく、この見解はタダモノ論的見解でしかなくなるものである。

具体的に説くことにしよう。人間はこのマルクスやエンゲルスが説いているように、まさしく目的的な存在である。だが、これは人間全体をその歴史的な大きな流れで視た場合に、導きだされた論理なのである。それだけにこれを、歴史の大きな流れからではなく、個としての今の時点での存在として見てみよう。ここに一人の青年がいるとしよう。彼は明治時代の「末は博士か、大臣か」よろしく一心に学問に励んでおり、世間的にもまじめそのものであるとする。これを見て、目的意識的な存在だとするには、誰も異論はないであろう。ここにまた、カケゴトに熱中している人間がいるとする。毎日毎日をその日暮らしで、今日は大井で競馬、明日は戸田で競艇と遊んでいるとしよう。ではこの人間は、目的意識的な存在ではないのだろうか、つまりマルクスやエンゲルスが説くような人間、歴史を創る人間とは、およそかけ離れた存在なのであろうか。

答は否である。これすらも人間一般からすれば、目的意識的な存在である。あえて説けば、この人物すらも将来の大学者、大政治家を目指して辛苦努力して頑張っている人物と同様に、目的意識的な存在なのである。「そんな馬鹿な」と反論したい人は、素直に事実を見ようとしていないのである。なぜなら、この大学者たらんとする人がその人のレベルで目的を抱いているように、このギャンブル狂も自分レベルでそれなりにきちんとした目的を抱いているのであり、大学者たらんとする人がその目的達成のために努力しているように、このギャンブル狂も、勝ち馬を見つけるべく研究・努力をしているからである。人としてのこの「情熱」なるものは、けっして前者のそれに劣るものではないのである。

この二人は、道徳論のレベルからするならば、たしかに同一には論じられないものである。

しかしながら、それはあくまでも道徳論、すなわち人間論の特殊な在り方から見たもの、つまり人間の道徳的な質から捉えたそれでしかない。ここに気がつけば、後はわけもないであろう。これを一般論のレベルから捉えたいならば、その特殊性（＝学問、ギャンブル）を止揚《シヨウ》すればよいことになる。後に「目的意識的な行為」という一般性が残るのは、誰にでも見てとれるはずである。

だから、「人間は目的的な存在である」と単に説くだけでは、素朴な反映論のレベルで把握しただけでしかないといえるのである。では一体、どう把握すればよいのか、と問いたいであろう。答えておく。大事なことは、マルクスやエンゲルスが素直に捉えた人間論をもう一度、目的的に捉え直すことである。ここが出発点である。少し詳しく説いていこう。

冒頭に説いておいたように、人間は社会的に人間として育てられて初めて、社会的個人たる人間となりうる存在である。すなわち、人間は社会的に創られることによってのみ、人間として成長できるのだ、ということであり、そういう存在なのだということである。この世に生を受けたまさにその一瞬から、人間はそのすべてを社会関係の中で育てられなければ、つまり簡単には、他人から諸々のお世話にならなければ、その日の生命すら危ういのである。一例を挙げれば、仔犬は自らの本能的実力で母犬の乳を含むことができるが、人間の赤ん坊は母親が含ませてやらなければ、たったこれだけのことすら不可能！　な存在なのである。このような人間が結果として仔犬以上に成長できるのは、もちろん目的意識的に行動できるからであるが、この目的意識性すらが、社会的に育つものである。

ここを考慮に入れるならば、結論はそう難しくはないだろう。たしかに人間は、人間の中で人間として育てるならば、人間として成長はするだろうが、それはけっして人間として立派に育つことをなんら保証するものではなく、先に見たように学者的にもなれば、ギャンブル狂的にも育つということである。そしてこれは、ともに目的的な存在としての本質的存在に育ったことでもあるのである。いずれも人間的に育った結果なのである。人間として育てれば、人間性豊かに育てれば、道徳的に育つとでも思う人はよほどの甘チャンである。そして、これらは現在のところ偶然的ですらある。

よく人格者とされる親の家庭からとんでもない不良児が出てくることがあるが、これは例外ではないことを、よくよく分かっておくことが大事である。人間的ということは、なんら道徳的ということを意味するものではない。したがって、人間性の特殊的な性質でしかない道徳性を、日常生活にわたってさもももっともらしく実践するならば、うっかりすると大抵の人間はイビツに育ってしまうことにもなるものである。世間に俚諺《リゲン》として流れているものに次のようなものが存在することは、これは常識であろう。曰く、この世で一番偏屈・Hなのは、○○に○○○、それに加えて○○・○○。

これは世間的にまじめで通用している職業をあてはめれば、よく分かる事実である。一般的にいって、人間が目的的存在であることを捉え返すとは、その目的意識的な在り方が真に将来の成長につながるのかという形で、把握し直すということである。別言すれば、目的意識性というのは人間の本質だから、放っておけば自分勝手な目的意識を持ってしまう、ということであり、その自分勝手な目的意識が何に向けられるかは、それこその個人にとっては偶然的なのであり、大抵の人にとっては行きあたりばったり的なのである。ここを論理として説けば、人間が目的的に行動するのは必然性だが、個人がその時々に何を目的とするか（してしまうのか）は真に偶然性である！　ということになる。

以上を要すれば、マルクスとエンゲルスの人間論は、目的一般のレベルから捉えたものであるから、個人としての人間論に具体化するには、少なくとも以上の論理を理解してかかることが出発点となる。そしてそれが、目的意識的な在り方を捉え返すことであったからには、その捉え返し方が次に問題とされることになろう。

(四) 大きな志とはいかなるものか

その捉え返し方を問題にする場合、次の点をしっかりと押さえておかなければならない。それは、人間は目的意識的な存在であるという、本質論の一般的な構造である。

認識論的に説くならば、人間は行動する場合、自分の行動したいことについての像を常に描いているものである。(三)で説いた場合であれば、自分の達成したい目的・目標を、つまり、前者は大学者・大政治家を、後者は万馬券を像として描いていることになる。

目的を達成するとは、そのあらかじめ描いていた像を現実化するということであり、目的達成への行動とは、その目的としている像を解消することへの前進である。

いささか別の角度から説くならば、目的とはそれを現実化することによって解消せしむべき認識(＝像)に他ならない。もっと説けば、目的的な行動とは、その目的を実現すべく行動することであるのだから、その結果は、つまり目的が実現したということは、その目的(＝像)に見合った現実が実現したということであり、その目的実現へ向けて自らが〔労働を対象化してきた〕ことである。

そしてまた、これを技術論のレベルから捉え返すならば、その目的実現への行動＝認識は、それなりに自己の性格・流儀として量質転化的に大きく技化し、結果きちんと定着していくということであり、特にこれは、成長期の認識において著しいものがあるのである。これが、途中で設計図を創り直すことの困難さとして現象するのであり、具体的な一例として説くならば、不良化した人間の立ち直りの困難さとして実存するものである。端的に説くならば、人間はその個人が意識している目的(＝像)の範囲内でしか行動できないし、また行動しないということであり、目的的に行動すればその分だけ、その行動は自己の人格を見事なまでに形成するものとして作用するということである。これが志を把持しなければならぬ理由であり、これが大志を抱かねばならぬ所以なのである。先に説いたように、人間は目的的な存在であるから、いかなる目的を持つことも可能である反面、放っておけば、放っておいたなりの目的を持ってしまい、かつ、その像（目的性）がそれなりに技化してしまうということなのである。

それだけに、ここの構造を目的的にしっかりと把握してかからないと、思いつきレベルの目的に、自らが知らず知らずのうちに行動させられて（＝行動して）しまうことになるのである。

もちろん、偶然性が作用するから、稀には恵まれた目的を持つことが可能な人間も実在しよう。しかしそれは、ほんの少数の人でしかないものである。となれば、事は単純である。しっかりとした大志を把持しながら人生を生きることである。しかし、これは放っておいて可能であるレベルの問題ではけっしてないことを理解しておくべきであろう。

まさにこれこそ、教育そのものの重大な論理の一つである。だが、これを自覚する教師のなんと少ないことか。志を立てることを、明治時代のいわゆる立身出世と等価値に置くあまり、草の根民主主義とか称して、いかに人間性をスポイルさせてしまう教育者の多い現実があることか……。

以上を要するに、人間とは目的意識的な存在であることと、人間の別の面の本質、つまり歴史性を持った存在であることを統一して把持することにより、現状に満足することなく、常に理想を目的意識的に追って実践することこそが人間として大事なことなのだとまず把握して、そうであるからには、このような人間性をより目的意識的に捉え返すことが、より目的意識的な人間性なのだということである。

さらに説くならば、このような人間の目的意識的な存在を事実として認識し、それを目的的に目的意識的に捉え直して、より見事なる目的意識（＝大志）を把持することによって、より目的意識的に生きるべきであり、これこそがより目的的人間の在り方であるということである。

あえて付言するならば、若人がただ単に志を把持する＝目的を持つということだけであるならば、これは生きている人間にとってはただただ生きていることの証《アカシ》でしかないものである。それゆえに、目的を持って生きていることを単純に理解してはならない、つまり、何か特殊・特別のことのように思うべきではなく、ただそれだけでは駄目であり、大きな志を持ってこそ、若人にとっては大志という大仰なレベルではなく、通常の志を持って生きているのだ、というべきなのである。

それだけに、人間がマイホーム主義的なささやかな志しか持たなくなったとすれば、これは精神生活の点に的を絞ってみれば、その人は死への道を歩き始めたことを意味するのだ、ととるくらいの、人間性に対する危機感を持ってもよいのである。

あえていえば、このような存在はたとえ肉体的には人間でありえても、精神的には随分と動物レベルに下がってきているのであり、ただに過去における人間的過程の遺産で、どうにか人間としての体面を保っているだけであると評しても、そう残酷な言葉ではないであろう。

もし、その若人が真に人生そのものを生きたいと欲するならば、たとえその道が学者としての道であろうと、つまり論理の道を目指すにしても、それとて一流のレベルを目指すには、一流の人生を生きようとしての野心・野望・情熱・根性・努力のすべてに、並の人物では到底測りえないような一流の志を要請されるものである。あえて説けば、空想家・ホラ吹きといわれるくらいの大野心・大野望を常に胸に抱いている必要があるのである。これは歴史上名をなした人物の、若輩時代の一般的言動であるのは当然である事実を見れば、すぐに納得のいくことが可能であるほどの常識そのものである。

歴史上の偉人が、もしまぶしいというのであれば、ミーハー族レベルの偉人を一人挙げてみよう。たとえば四百勝の大偉業を成し遂げたプロ野球の大投手であった金田正一が、次のように述べている。

わたしは大きな口を叩いて生きてきた。大風呂敷を拡げたこともある。この発言で自分に責任を持たせ、自分の体にムチ打ってきた。どだい、大風呂敷やカラ元気も出せない男に、大きな仕事はできるわけがない。それだけの活力があるからこそ、でっかいものへの挑戦ができるというものだ。小さな風呂敷には、小さなものしか入らない。どうせ持つなら、でっかいヤツにかぎる。ホラはホラでも大ボラだ。

（金田正一『ズバリ勝つ』講談社）

人間は大きな目標を持たないと大人物にはなれないと金田は説いている。それも大ボラでなければならぬ。なぜならば、ホラという形で他人に広言すれば、否応なしに自分の言葉に責任を持つことになるからなのだと、見事に規範論を押さえているばかりでなく、小さな風呂敷には小さなものしか入らないと、認識論からする目的論の成果・実果を自分の事実として立派に捉えきっているのである。さすが！というべきであろう。だが、現実的にはこのような人物は非常に稀である。これは私が専門とする武道界でもその通りであり、たとえば、柔道界はもちろんのこと、剣道界などですら、嘉納治五郎あるいは、高野佐三郎以後に彼らを超ゆる野望・大志を持つどころか、彼らに完全に脱帽してしまって、自らを小さく規定してしまい、満足に彼らと並ぶことすら考えようとしない有様である（『武道の理論』参照）。これで一体、人生において何が可能になるというのであろうか。

一般的にいって、大抵の人は、その指導者たちをも含めて、与えられた環境の中での目的しか抱こうとはしない現実がある。これは人間の生き方としては平均的なものである。だが、これでは歴史性ある生き方は到底不可能というべきである。なぜならば、歴史性を把持する人生とは、自らの生き方が人間の歴史の論理性をふまえたものである場合を称するからである。具体的に説けば、人間の歴史の流れはその大枠の中では確実に質的発展を遂げているのであり、これをしっかり認識するならば、己れの人生も大枠の中では質的発展を遂げるべきであり、細かな月日での一進一退はあろうとも、流れとしては明確に歴史性を持つように心がける生き様をしようという自覚を持つはずである。そして、このように自覚した己れの認識を、しっかりと人間の歴史性をふまえられるような設計図として目的的に描き、その描いた設計図として大志を抱いて、目的意識的に実践し、実践の過程において細かい修正は加えつつも、大枠の中では厳しく守ることによってその認識の現実化を果たそうと欲するはずである。

そのためには、その質的発展が図れるような、壮大かつ最高の設計図を描けなければなるまい。そして、その設計図とて、人類の歴史の流れの論理性にそったものであるのは当然のことである。しかし、これが描けるためには大志が必要であり、これを実践しうるためには大忍耐が必要である。だが、である。人間は初めからこのような認識を持って生まれてくるわけもなく、また、個人の頭脳に勝手に芽生えてくるものでもない。これは、すべて直接・間接の教育の成果なのである。ここにも教育の大いなる存在意義があるのである。だが、このような教育をなしうる教師のいかに少ないことか。念のための付言をなしておこう。人間はたしかに諸々の志、目的を幾つも持ち、かつ、果たすことはできる。だが、大志だけは一つに限って可能であり、二つは到底持ちえないということである。諺にもあるがごとく、「二兎を追う者は一兎をも得ず」であることをはっきりと自覚してかかってほしいと思う。

序の章II　認識論から教育を問う

（一）論理能力とは何か――論理の構造を問う

まずここで、教職にある人に一言しておきたい。それは、育ってしまった現在の自己の認識から子どもの教育に当たってほしくないということである。教職にある以上、その一生が次代を担う子どもの育成のはずである。それゆえ、自分の過去はどうあれ、大きく羽ばたく子どもを育てる夢だけは棄てないでほしいのである。子どもはその教師次第でいかようにも変様する存在である。常に歴史を生きられる教育を、と切望しておきたい。ここでもう一度、序の章I（三）に引用した小文を参照してほしい。そこでは大いなる人生を生きるためには「大志」と「論理能力」が必要であると断言しておきながら、結果として、「論理能力」については何も論じなかったに等しい運びになっている。

これはどうしてなのかと疑問を持たれた人もいよう。端的には六百字という注文で高校生に与える文章を書かなければならなかったからである。この字数で、大志とともに「論理能力とは何か」を構造に立ちいって説くことが、非常に困難であったからに他ならない。

なぜなら、大志の論理は、説くのに字数は少なくてもそれほどの困難を感じないのに対し、論理能力の論理はとても困難を感じたからである。こう説いてもなんら説明したことにはならないと思うので、少しばかりであるが説明しておこう。ごく日常的に見ても、志の問題は巷《チマタ》にあふれているといってよい。これは「少年よ、大志を抱け」のクラーク博士のポピュラーな言葉を想起するまでもないことである。それゆえに、大志を云々することに、説かれる側の困難はさほどないものと考えられる。

これに対して、論理能力という言葉はおそらく大多数の人にとっては耳新しいだけでなく、大体なんのことだかその像さえ定かではないはずである。仮に、論理能力の論理に目を止めて、ここを手がかりに何かヒントを摑みたいと思っても、せいぜい自然科学者と称している人の説くコンピュータ的「論理」か、よくてヘーゲルの『小論理学』・『大論理学』を想起するのが関の山であろうからである。事ほどに論理能力なる言葉は日常的ではない。これが、説くのに一層の困難を感じた理由である。

だが、ここでは日常的ではないという理由だけで逃げるわけにもいくまい。なるべく具体的に説いていくことにしよう。初心の人のためにまず断っておくが、「論理」という概念と「理論」という概念は相対的レベルで関係はあるが、学的体系性の上では別の概念である。詳しくは前に説いているので、あらましは次のことである。

そもそも学的論理とは対象の構造＝性質を一般的に法則性レベルで把握したものをいい、これには具体・構造・本質の各々のレベルの捉え方が存在する。これらの学的論理をそれなりに系統づけて、体系化、法則化したものを学的には理論と称するのである。別言するならば、学的論理は対象の法則性レベルの性質一般であり、非常に荒削りな形で存在する。これを整序したものを学的には理論というのである。ごく広義に把握するならば、学的理論も一つの学的論理であるということになる。

もちろん、この捉え方は唯物論的・科学的なものであるから、観念論的・哲学的な立場からは承服されるものではないことは付言しておきたい。観念論の立場からする理論は、たとえばヘーゲル流からは絶対精神の運動の法則、他の学者からはたとえば純粋思惟によって、対象の一般性を予測し捉えたレベルをいうことはいうまでもあるまい。

さて、傍論は別として、学的論理能力とは一般的には、自己の専門とする対象の構造を徹底的に究明してその性質を把捉し、それらを一般化し、体系化する能力のことをいうのである。一言で説けば、法則性レベルで事物の論理を導きだし、法則性レベルで論理化ないし理論化する能力である。これを常識的にいうならば未知の問題を解く能力であり、より高いレベルでいえば、既知の問題、つまり、かつて誰かの手によって解かれた問題ではなく、人類未踏の問題を解きうる能力のことを称するのである。ここでは双方を含めて説いてある。学的論理、あるいは学的論理能力の概念は前記のようにである。

これは言葉として表現するのはさほど困難ではないものの、それを相手に認識させる、つまり、像として描かせるのは至難である。なぜならば、論理とか学的とかに関わるだけでなく、人間は未知のものに関わっての像は直接的には描きようがないからである。テレビが発達した現代の情報化社会では、まず像として描くことの困難さの喩《タト》え話にも事欠くようである。

昔々ならば、山の村で育った人間には海の幸の像は描きづらいといえばよかったのだが、現代ではそうもなるまい。ともかく、見知らぬものの像は描きようがない、くらいで我慢していただくしかない。それゆえ「多分、こうであろう」との像の合成として推測してもらうしかないが、学的論理は、観念的実体でしかないものゆえ、これは、優れて文化遺産をどれほどに修得してきているかに関わる能力の問題となる。あえていえば、これを描くことも一つの学的論理能力だからである。

ともかく、対象の構造は現象していないのであるから、これは肉眼では見えない。この現象していないものを、法則性レベルの一般性で視ることが可能な目のことを「論理能力」というのであり、常識的にいえば、恩師説くところの「アタマの中の目」(『認識と言語の理論Ⅰ』勁草書房)である。これは肉眼と異なって、訓練しなければ育たないものである。そしてその訓練は、非常にシビアに体系的になされなければならない。だが、現代教育界には、この訓練の場はごく少数を数えるだけであり、それも不完全な形で存在するのみである。そのかすかな希望の灯、それが仮説実験授業だったのである。

このような学的論理能力は体系的訓練を経ないことには生まれないと説いておいたが、具体的な在り方を説くとなると、それだけで十分に一本の論文となるので、今回は、この論理能力をそれと知らずに創出し、それと分からずに使用している、日常的な非日常分野の具体例を挙げて、学的論理能力創出の困難さを分かってほしいと思う。これは論理能力一般からいえば、その顕微鏡的な見方くらいでしかないが、ともかくミニマムな形で実存するものを一つだけ例示しておくとしよう。

それは、旧式の捜査で育った刑事の「カン」である。「カン」を論理能力といわれては納得できかねるとさかんに首をかしげる人もいよう。説明しよう。たしかに、科学的を標榜する論理と、常識的には科学的捜査から遠く離れた場所にある旧式・旧時代的とさえ思われている刑事の「カン」とが、一体、いかなる地点でその同似性を有するのか、とんと理解できかねると疑問を呈する人がほとんどであろう。だが、これは科学的には論理的同一性を有するのである。具体的に述べよう。

これは「カン」をその過程的構造において捉えるところから始める必要があろう。一般的には「カン」は特別な人に属する特殊な才能と思われがちである。そして、それら「カン」の才能を有する人は、その能力を誇示することは可能であっても、たとえば、「カン」によって犯人を捕えることができても、なにゆえにその人物を「犯人」と断定できたのかの説明はまずできないものである。せいぜい、「俺のデカとしてのカンが、あいつを黒だとささやくのだから、仕方がない」くらいのことである。まして、すべての刑事にこの「カン」が働くというわけではないという現実などを知ると、ここから、「カン」は特別な才能と日常的に把握されるのもやむをえないことにもなる。

「カン」とは有体《アリテイ》に説いて、オツムの働き、つまりはある特定的な反映たる認識の量質転化化、すなわち技化の一形態でしかないものゆえ、そこに一片の神秘性もあるものではない。これは純粋に認識論の分野の問題であり、それを専門とする人の解かねばならぬ問題であり、また、優れて教育論の問題でもあり、教育学に己が使命を感じる人であれば、十分に研究しなければならない対象そのものでもある。では、「カン」とは一体、いかなる認識であろうか。端的に説けば、「カン」とは自己の直接に目的とする対象を長年にわたって究明する中で徐々に形成されてきた対象に関わる直観的判断である。すなわち、一つの理論的ではない論理的認識の一つである。より正確には、論理的認識の技化（『武道への道』参照）した形態の一つである。少し具体的に説いてみよう。

犯罪捜査に従事する刑事たちは、毎日毎日、それこそ雨、風に関係なく犯人の追及に全力を挙げている。新米だった頃には、会う人がすべて白か、逆にまたすべて黒としか思えない惨めな日々を過ごした自分が、年々事件を扱う回数の多さとともに、犯罪の持つ構造と犯人の認識の構造との複雑な絡み合いが次第に自分の頭の中で、自分なりの在り方で整理されてくるのである。

この場合、この自分なりの在り方は、まずは自分に少しも認識されないままに構成され、技化していくので、いつ、いかにしてできあがったか（量質転化化）は、御当人にはいささかの認識もないものである。このような事象に対する徹底した追求の果てに創られた認識は、同似性のある事象に対する判断を寸時になしうるようになる。これが「カン」というものである。

私の専門で説けば、武道家が相手と対した場合、相手の姿形の中にほんの一瞬の隙を見つけ、攻撃の機会を捉えることなどもそうである。また、似たような例（コツ）として、ベテランの先生の指導力とか、一流のコックの味つけを挙げれば諒解できる人は多いはずである。念を押しておくが、これはあくまでも事象に対する、徹底的な死に物狂いの目的的追求の長い月日を条件とするものである。だが、これは論理能力そのものではない。論理的同似性として、その超ミニマム形態として実存するもので、かつ自然成長的なものにすぎない。ここをヒントとして認識論専攻者の真剣な努力を望みたい。

だいぶ、横道へそれたが、論理とは何かをまともに捉える能力がないと、学的に大事なことも、さして気にもとめずに脇へ追いやってしまうものである。論理をまともに把握する能力を育てる努力を怠るならば、他人の論理を、その構造の意味するところをまともに捉えきれず、その文章を貫くイデオロギー性をもって、個別の論理の正当性までも全否定してしまうの愚を犯しかねないことになる。

これは諺にあるように、「産湯とともに赤子を棄てる」という愚を犯すことであり、それだけに、「大体からいって、経済学の教授は資本家の博学な番頭に他ならないし、哲学の教授は神学の博学な番頭に他ならない。どちらの場合（経済学教授と哲学教授の場合）にも、マルクス主義者の任務は、これらの『番頭』のなしとげた業績を我が物にし、創り直す道を知ることであり、（たとえば、これらの番頭の著作を利用しなければ、新しい経済現象の研究面では、一歩も進まないであろう）、番頭たちの反動的な傾向を断ちきる道を知ることであり、自分の方針を遂行し、我々に敵対的な諸勢力や階級のすべての方針と闘う道を知ること」（レーニン『唯物論と経験批判論』川内唯彦訳、河出書房新社）など、及びもつかぬ仕儀となるであろう。これは全体からのみの個別を判断してはならないという一大論理である。

（二）思想と論理の区別を問う

自然科学に携わっている人は、対象の構造に分けいる術を随分と長く行ってきているので、自然科学的な方法が非常に有効であることを身に沁みて味わっているものである。それだけに、自分の論理能力にたしかな自信を持っているのであるが、ここからその能力を得てして一般化しがちになる。つまり、対象を自然そのものから社会や精神（認識）に変えても、その論理が通用するかのような幻想を抱き、それを否定する論にぶちあたると、己れを反省することなく、対象を一般的に否定しかねないものである。まずは次の文を読んでほしい。

自然科学の研究そのものに制限を加え、自然科学的にものを考える能力を我々は十分に発揮せずに、どこか途中で止めるということが必要ではないか、そうではなく自然科学的なものの考え方というものを徹底して行くならば、今日問題になるような種々の不都合を惹《ひ》き起して、国体の本義に違《たが》うような思想というものを、自ら呼び起す危険があるであろう。……自然科学的なものの考え方というものは、同時にそれの持っている制限を自覚しているということが、是非必要である。一切のもの、すなわち政治的なもの、更にあらゆる価値に関係するものが、自然科学的な考え方を以て、完全に知られるという思想は、我々は否定しなければならない。そういう思想は制限されなければならない。……

（田辺 元「自然科学教育の両側面」『田辺元全集』第五巻、筑摩書房）

これは自然科学的な考え方を進めていくと、国家に危険を及ぼす考え方にまで発展しかねないから、研究そのものに制限を加えるべきだということである。もちろん、これは明治憲法時代のことであり、何を今さら！　と思う人もいよう。だが、そうではない。当時は、たしかに思想に制限があり、それゆえに論理の発展が阻害されたのは事実である。だが、現代において、事実として論理の発展を阻むことは何もないのか、そして、この旧時代の学者として「棄て犬」のように扱われている田辺のこの文章に真に聞くことは何もないのか、この中にまともな論理は本当にないのか、と改めて問うのがこれを取りあげた理由である。

端的に説くが、論理能力を培う場は、本来的には教育と名のつくところには存在していなければならないにもかかわらず、現実的には皆無に等しいからである。これは旧憲法下の田辺 元の時代ではなく、戦後三十数年経った今日において、自らの能力において対象の構造を究明する実力を養成する場は、東京大学をはじめとして学校教育としてはほとんど存在しないのである。だからこそ、大志という言葉は知っていても、論理能力などという言葉は知らないのではないか。それゆえにこそ、どこの学校においても現実に、対象の構造を究める能力を培う＝発達させる課目＝学科は存在しないのではないか。

そんなバカな！　それははたして本当かと、疑いの眼を大きく向ける人もいよう。答えておこう。

正式の課目以外で、それらしきものが存在することを私が知らぬではない。たとえば、板倉聖宣や庄司和晃の仮説実験授業などがそうである。しかしこれは、現在はまだ、その名の通りに「仮説」の段階でしかなく、論理能力の養成としてはあまりにも未発達である（「認識の発展とは何か」『武道への道』）。

端的にいって、その発想、その出発点、その発展形態そのものは見事であるものの、いまだ、認識の解明が科学的というには幼く、単に科学の発展史をその現象面から捉えて論理化したものを教育過程においたにすぎないものであり、これは、創案者・板倉聖宣の能力＝論理能力の問題であるともいえよう。板倉聖宣は東京大学時代に三浦つとむや武谷三男に大きく学んだ過去を持つものの、たとえば哲学的方法と科学的方法の区別が彼にあっては混沌としており、それゆえに「科学とは何か」を明確にしえていないところから、科学としての弁証法をも単なる発想としてしか把握できなかったのである。

そもそも学的弁証法とは、全世界の構造を法則性レベルの一般的な運動形態において捉える学問である。この認識が学的なシビアさであるならば、人間の認識の発展過程を一般的に捉えたものを、個人の認識の発展過程として教育する場合に、いかなる矛盾がそこに生じるのかを、まずは一般的に予測できなければならないはずである。この部分の科学的な解明のなさが、仮説実験授業を彼が理論化しえない（できない！）最大のガンなのである。

皮肉なことに、日本において学的論理能力を養成する教育の場を持たない（大学での教育過程に存在しない）現実が分かるにつれて、田辺 元の文章が非常に生き生きとして見えだしたことである。結論から説けば、私は思想のレベルでの田辺 元を否定するにやぶさかではないが、この自然科学的な考え云々に関しては、論理として成立することを認めないわけにはいかない。すなわち、彼の文章の説いていることは個としての論理を取り上げるならば、あながちマチガイではないからである。

これは丁度、教育勅語がそのイデオロギー性・思想性のゆえに否定されねばならないものの、内容を構成する個々の論理、たとえば「朋友相信じ」とか、「夫婦相和し」などを個々の論理として一般的に否定できないのと同様に、である。では、田辺 元の文章のどこの部分が、それ自体として正当な論理を含むのかを説いていこう。ここで、先に引用した田辺 元の文章を今一度見てほしい。彼は、自然科学的な考え方からは、人間の認識に関わることをまともに知ることは不可能であると説くのである。では、この見解は誤謬であろうか。答えておこう。この見解は、これに限れば見事なまでに正解である。理由は以下である。

対象の構造を徹底的に究明して、そこから法則レベルの論理を導きだすのが科学なのであるから、そこにおいて成立する科学的な学は、あくまでも自分が究明しようとしている対象の構造の究明しえたかぎりでの論理が導きだされるものである。これは論理として認めない人はいまい。

となれば、そこに学として成立している論理は、専門とする対象の構造に見合った一般的・構造的・具体的な論理のいずれかか、すべてかが存在しうるにすぎないのである。いかなる専門を志すにせよ、自然科学を選ぶ人は、自然科学的規定を否応なしに受けとらざるをえないことは、これで十分に諒解できるはずである。つまり、物理専攻者は物理的論理の、生物専攻者は生物的論理の、そして地学専攻者は地学的論理の規定を受けとらざるをえないのである。

このような現実は、一体何を意味するのであろうか。端的にいって、自然科学専攻者は対象の自然が持っている特質を自覚しようがしまいが、十分に受けとらされてしまい（相互規定的相互浸透性）、その範囲内での専門家として成長するということなのである。別の角度から説くなら、自然科学を専攻する人は、その専攻がなんであれ、自然的に、つまり物質的に対象を捉えてしまう危険性が大であるということである。理由はそれほど詳しく説く必要はないであろう。端的には物質、いわゆる自然科学が対象とする物質には、いわゆる「精神」(＝認識)は存在しないからである。

いかに素粒子を究明しようと、いかにコンピューターを組み立てようと、いかに脳(細胞)を分析しようと、認識の構造にいささかも立ちいったことにはならないのであり、認識の究明は、これは純粋に精神科学＝認識論の分野に属するものである。すなわち、いかに優秀な物理学者であろうと、その専門が物質の存在に関するものであるかぎり、導きだす論理は物そのものの性質であって、けっして認識の分野の何かに関わる論理として直接にも間接にも役立つものとなるわけもなく、ましてや認識なるものの論理がいささかなりとも解明可能となるものではないのである。強いて説けば、それら物質の論理は、それ自体として直接にではなく、せいぜいのところその一般論が、弁証法を媒介にして認識の一般的な究明に役立たぬことはないという論理が存在するにすぎないといってよいであろう。

ここの論理構造が解明できなかったがために、武谷三男の「三段階論」は一般論としてはまともに論理化しえたものの、具体的な、他の学者に役立つ形としての構造論としての発展を、当人がなしえなかった(つまり、なんにも構造化しえなかった)のであるし、板倉聖宣の「仮説実験授業」も単なる発想＝案以上に出られなかったのである。この二人に共通するのは、ともに物理学専攻の過去を十分に持っているということであり、否応なしに、自然科学的発想を身につけて(技化して)しまっているだけに、どうにもならなかった、ということである。

少し説いておくべきであろう。たしかに武谷三男は「三段階論」なる自然認識の法則を発表している(『弁証法の諸問題』前出)。だが、文字通りに「三段階論」は自然の認識方法を説いたものであり、けっして社会認識あるいは精神認識の方法を説いたもの（わけ）ではないことに注意してほしい。

武谷三男は説く。「自然科学は外的自然の認識である。科学史は外的自然の認識を人間がいかに行っていくかという問題である」として「以上のことから自然認識が三つの段階を持っていることが分かる」としてその三法則を並べる。この三つの法則について、恩師は以下のように説きまくるのである。

武谷三男の名が出たので、これまた特筆すべき業績である彼の「三段階論」にふれておきたい。この方法論は四二年に発表され、戦後の四六年に『弁証法の諸問題』という論文集に収められてから論議の対象となった。これも、武谷自身がどれだけ役立てたかということとは別に、正しく評価すべき仕事だと思う。この方法論は理論の発展段階を現象論的段階、実体論的段階、本質論的段階にわける……。

「三段階論」は、それぞれの認識の段階の特徴を明らかにするだけでなく、それらの段階で起る典型的な誤謬について警告しており、誤謬論をも含むところの方法論である。誤謬の批判ないし自分が誤謬におちこむことをさけるためにも、きわめて有効で、スターリン主義なんかイチコロである。現象の知識を集め、現象をしっかり押さえるのが現象論的段階だが、現象の知識が足りないまま直ちに先へ突っ走ると形而上学になる。天動説みたいなことにもなる。これは誰でも分かる。さて次の実体論的段階であるが、これは現象が起るべき実体的な構造を掴む段階で、現象の背後にどんな実体があり機能があり関係があるか、どんな構造になっているかを全面的に明らかにする段階である。現象論的段階と実体論的段階は、ヘーゲルのいう個別的判断と特殊的判断に相当する。この点はきわめて重要なので、実体論的段階で法則性を摑むことも必要なのだがそれは特殊的な法則性であるから、これを直ちに普遍的な法則性だと思いこんではならない。また、実体的な知識が不足のまま直ちに先へ突っ走っても、形而上学になる。これは現象論的段階の場合より自覚しにくいから、この実体論的形而上学には特に警戒しなければならない。そして実体論的段階で対象に内在する矛盾とその論理構造を全面的に摑んでから、これを含みつつ否定する形で本質論的段階へ到達する。ヘーゲルのいう普遍的判断へと進むのである。

（三浦つとむ『今日の状況叢書2　レーニンから疑え』芳賀書店）

それだけに、学としての発展形態たる三段階論にしても、個人の認識の科学化を図った仮説実験授業にしても、同じく認識論をまともに主題（これらはともに、優れて認識の発展の論理をテーマにしているのは述べるまでもあるまい）としながらも、自分の認識を構造的に形づくって技化しえた分野、すなわち自然科学の論理の大枠の中での認識に絡めとられてしまったのである。

一般的な個別の事実を挙げておこう。この二人に共通する論理として、科学と哲学の区別と関連を、その歴史的発展の形態としての構造論をふまえた上での把握が、できかねていることである。それだけに、いわゆる「哲学一般はヘーゲルとともに終結する」（『フォイエルバッハ論』）というエンゲルスの論理が学的レベルでの歴史的な論理であることを理解できず、相も変わらず哲学者のみならずいわゆる俗流哲学をも歴史性を持って存在しうるかのごとくに思い続けているのである。もっと説けば、哲学の歴史性を把持して実存できる形態は「一体なんであるのか」を、いささかも学的に捉えきれないでいる。

そもそも、いわゆる哲学とは歴史的には対象をまずはそれまでの歴史に躍りでている、いうなれば「自然科学（自然哲学）」、「社会科学（社会哲学）」に加えて「精神科学（精神哲学）」に関わる著作を古代ギリシャ以来からのほとんどを学的レベルで網羅することを通して、その全体像を創出すべく、その頭脳活動たる、いわゆる「純粋思惟」なるものから一般的に把握して（ここではどうにでも、先験的であっても事物の本質を定立していくしかない）、その一般論から事物の構造を解釈して（するしかない）体系化するところに、その本質を有する学である。

これが思弁的（唯物論者からバカにされる言葉）といわれる所以である。それだけに対象の徹底的な究明の中からその対象の論理を導きだし、対象の論理を対象の構造を媒介にして一般化する科学とはその方法論を全く異にすることが理解できなければならない。

そればかりでなく、元々科学はその名の通りに、学一般すなわち哲学から分科して育った学、つまり（分）科学であるだけに、つまり、そのようないわゆる哲学的方法論から訣別するところから出発したものであるから、およそ科学者たらんとする者が、そのようないわゆる哲学者的思考方法になじめるわけもなく、なじんでよいわけもないものである。はっきり説いて、両者の思考方法はその技法（論理的思考方法のことをいう。詳細は『武道への道』）を異にするだけでなく、論理的には敵対的矛盾の関係にある。それゆえ、互いの足らざるところを相補うなどは、心情的にはともかくも、論理的にはナンセンスそのものであり、全く不可能なことですらある。

念のために説くが、歴史上の哲学の遺産を唯物論的にわが物にしていく（具体的には、アリストテレス、カント、ヘーゲルの哲学を科学として再措定する）ことは、また別の問題であろう。いわゆる歴史的形態における第一級の哲学が、己が時代を歴史的に生きてその有効性を発揮し、それゆえに科学という名に値する認識論、弁証法を構築する基盤を創造したのは事実であるが、それらはヘーゲルとともにそれなりの制限（観念論）のうちに己が論理を貫徹して自身を学として完成するとともに、「哲学はその時代の哲学である」（ヘーゲル『法の哲学』藤野 渉、赤沢正敏訳、中央公論社）ゆえに時代とともに消滅せざるをえなかっただけなのである。ここを捉えて、「哲学一般はヘーゲルとともに終結する」と、エンゲルスは無謀にも（いともあっさりと）哲学の臨終を宣告したのである。

そのエンゲルスの弟子たる武谷三男は、エンゲルスの名著である『自然の弁証法』（菅原 仰訳、大月書店）に学んで「三段階論」を以上紹介したように一般論としては創りあげたものの、肝心の「三段階論」の構造は具体的事例の解明を通して究明しえなかったことである。すなわちその構造の解明は、哲学の歴史的発展形態たる学問形成論としての認識論を己が実力でもってまず構築することなしにはありえないのであり、これを生命賭けでなしえなかったことが、彼が自然科学者から真の弁証法的科学者へと脱皮する機会を、遂に把持しえなかった所以である。

これはまた、仮説実験授業の創始者たる板倉聖宣についても適合する論理である。教育を問うことが主題なので、武谷三男の優れた発想から生まれた「三段階論」を論じることは他の機会に譲ることにして、教育に大いに関係のあるこの板倉の論理について少し説いていくことにしよう。

彼、板倉は科学史の流れを究明することにより、人間の認識の一般的発展形態の一つに、予想を立てて対象の構造に挑む論理が存在することを発見したのである。そしてここから、予想の失敗が対象をより明確にする構造を把持していることを捉え、これを教育に適用して授業体系=個人の認識の発展形態の科学化を図らんとしたのである。だが、彼も武谷と同じく物質の持つ論理が、一般的・平面的なところにその特殊性のあることを認識できなかったがゆえに、認識の持つ構造までも対象が己が認識に反映した認識のレベルで平面化して捉えてしまったことである。

それゆえ、認識論の最大の難関たる、技化の過程的構造にぶちあたることなく、したがってそれをふまえて、上達（頭が良くなること）の過程的構造の論理を導きだすことなく、つまりは、認識の究明をふまえて教育の構造を措定して後に、それに学習の論理を対応させるのではなくして、自然の究明の論理（自然科学史）から、直ちに学習の論理を導きだしたのである。端的に説いて、彼は仮説実験授業の構造を、自然科学的に組みたててしまった、組みたてざるをえなかったということである。これは科学とは何か、認識とは何かを素直に問えばそう難しい論理ではなかったのであるが……。

少し説こう。原基形態からいえば、たしかに認識とは対象の頭脳における反映であるが、日常生活ならば、これは意識的かつ無意識的なものである。しかしながら、学習レベルでの反映たるそれは、意識的な問いかけに限定されてしまう反映である。したがって、自然科学的な問いかけ（科学史）によって反映され、構成される論理は、そのままでは、否応なしに自然科学的にならざるをえないのである。ここから導きだされた認識論は、あくまでも特殊性的自然科学的なそれでしかないことになる。すなわち、仮説実験授業はどうあがいても特殊的自然科学的認識論に支えられた、そしてそれを構造として成立する論理であり、これからだけでも、このままの仮説実験授業ではいわゆる認識をまともに育てなければならない、教育の場としての全授業すなわち、自然科学的のみならず、社会科学的な認識をも育てなければならない授業に耐えうるものには育ちがたいのである。

ここでもう一度、田辺 元の文章を振り返ってみよう。彼は、自然科学的な考え方で価値論は問うべきではない、自然科学は自らの限界を知らねばならないと説いているが、その論が彼の思想、彼の哲学者としての立場から出た悲痛な叫びであるのは事実としても、彼の論理はそれなりの見事なる正当性を把持していることを認める必要があろう。なぜならば、これは事実だからである。

例を挙げるならば、いわゆる真理とは何か、人生とは何かなどが自然科学的論理で分かるわけがなく、まして、真に認識そのものに直接関わるところの、学習・教育・価値観・悟り・極意などが、自然科学的発想ではけっして理解されるものではないからである。つまり、認識を持たない自然＝物質の徹底的な究明がいかにあったところで、その論理がそれなりの正当性を持ったところで、ここから導きだされた論理では、これは認識の解明としては、単に認識（＝精神＝心＝魂＝感情等）の周囲をうろつくことでしかないからである。幾度となく説くが、科学とはあくまでも事実を原点として出発し、対象をなんらの観念論的な先入見なしに素直に見つめ、その構造を徹底して究明する過程を持つところに始まるものである。それだけに、認識の分野に属するものは、まずもって認識そのものを対象的事実として、認識を認識そのものから究明することをもって、学的な出発点としなければならないものである。物質の論理なるものをいくら横すべりさせても、学的論理には程遠い、いわゆる悪しき（俗流の）哲学的論理が完成されるだけなのである。

これが、かつての歴史的な唯物論哲学が認識を扱いえなかった＝失敗した所以であるし、観念論哲学がその一般性において、認識を先天的な原基形態に置くという誤謬を犯しつつも、その構造の究明にあたっては、認識をまともに認識そのものとして、つまり純粋思惟として解明せんと努力したことは、論理的にはまさしく科学的といえる学問態度に終始したことになり、それゆえにこそ、唯物論哲学のなしえなかった認識の構造の解明を、観念論の立場からという留保を伴いつつも、可能なかぎりなしえたのであり、この解明があったればこその、マルクスやエンゲルスの学の発展が実在しえたことを、はっきりと把握しておかねばならないのである。このような意味をもってすれば、田辺の意図がイデオロギー上のものであるからといって、個々の論理まで全否定してよいわけはないことが理解できるであろう。ようやくにして結論にきたようである。

我々は、田辺 元のイデオロギーは否定してよいものの、この哲学者の論理的正当部分は十分に我々の立場、すなわち、弁証法的唯物論＝学問の立場からの展開をなすことは重要事であろうということである。しかるに、現実はどうなのであるかといえば、相も変わらずに自然科学主義万歳である。ごく少数の学者を除けば、認識論を十分に己が学の基底に据えている人はなく、特に意志論ときては全くのお手上げといった状態ですらある。だからこそ、現実に役立つ認識論が皆無に近いのではないか。それ以上に、教育論が学問としてその姿すら整えられず、いまだに論の段階にすら届いていないで、せいぜい評論のレベルでまかり通るしかないという情けない現実があるのではないのか。

(三) 教育を問う

そもそも教育、特に学校教育の目的の重要事は、(一) に歴史的に形成されてきた文化遺産の継承であり、(二) にそこを通して培った学力、論理能力をもってして、新たなる文化の発展をもたらす基礎づくりにある、といえよう。そしてこれは、人間全体の歴史性を把持するために重大事であるからこそ、人間の本質が労働に直接携わるものであるにもかかわらず、青少年の時期を労働から解放して、より見事な労働が可能となる人間として育てるべく教育過程を置くのであることは――ここにも科学的弁証法説くところの人間全体としての「否定の否定の論理」の構造が貫徹されているものであることは――説くまでもあるまい。これに関してはそれほどの異論はあるまい。

だが、ここにいかに認識論が関わるのかとなれば、大方の人は首をかしげることであろう。簡単に説くことになるが、人間の認識は個人の頭の中にしか存在しない、つまり、人間は個としてしか存在しないにもかかわらず、全体としてのみ歴史を生きられる存在である。それゆえ、各個人は個でありながら、全体が生きてきた遺産をまともに受け継がねばならないのである。それだけに、いかに全体を、見事に個に受け継がせるかが教育論上の大問題であり、これは認識の学的解明なしには、まともにはなしえないことである。

また、人間は全体として歴史を生きる存在ではあるものの、その文化の歩みがなされるのは、あくまでも社会的に創出される個人の認識としてである。その個人を、歴史の歩みに力を与える何かを生みだす能力――発明・発見能力――を持つものとして育てるのもまた教育者の仕事であるが、これも直接には認識を問題にすることであり、人類全体の認識の過程的構造を抜きにしては、つまりそれを媒介にすることなしには、探究が短絡的になるのは事実である。しかしながら、板倉聖宣の方法が発想としては見事であったものの、それ自体から視ても短絡的論理とならざるをえなかったのもまた本当なのである。

板倉聖宣の実践対象は科学史である。これはよい。しかし彼は、その科学の対象を自ら自然科学に限定してしまったことが、つまずきの第一歩だったのである。それは一体なにゆえか。どうして自然科学だとまずいのかという反論には、すでに一応の答は出してある。それでここでは、彼の論理に焦点を絞って再度答えておこう。論点は二つある。

第一は、なるほど科学化は、自然を対象としたものを中心として発展したのは事実である。しかし、自然だけが科学化されるわけはなく、社会も精神（認識）も当然ながらそうである。ただ、人間の歴史性をふまえるならば、対象の持つ構造化としては自然の科学化が否応なしに早かっただけのことでしかない。学問とはあくまでもまずは対象の持つ現象から構造の一般化でしかないものゆえ、人間の持つ構造の規定、すなわち、認識の原基形態は、対象の反映にある。それだけに、自然科学の発展を抜きにしては、認識の発展は未発育となるものである。だからといって、科学史の対象が自然に限定されてよいわけはなく、限定すれば当然に特殊な論理、つまり、社会史あるいは精神史とは相対的に独立した論理の過程の発展史とならざるをえないものである。自然への働きかけの歴史を、それ自体として視るのが何が悪いのだ、そこへどうして、社会の探究史が絡むのだとの批判も出てこよう。少し説明しよう。

まず、主題を想起してほしい。板倉聖宣の目的は、何も自然の探究の歴史であったわけではない。ここで否というのは、過去の時点で彼の真の目的が仮にそうであったとしても、仮説実験授業の論理構成の時点では、いかに認識を発展させるか、いかなる教育方法を採るべきかが対象だったはずであり、これが主要目的であったはずであり、そのためにこそ自然の探究史が問題とされたはずなのである。

もう一度、念を押しておくが、自然の探究を自然の探究として実践するのは当然であり、これにケチをつける気は毛頭ない。だが、ここの問題は自然科学研究の構造などではけっしてなく、あくまでも授業方法の論理、つまり教育方法、すなわち、認識の発展過程の方法が問われているのである。それも、大人のそれではなく子どもの発達過程である。人類の認識の発展過程から子どもの認識の発達過程を学ぼうということのはずである。

このような論理が確認されれば、ここの欠陥も自ずと判明してくるであろう。

人類の認識の発展形態の論理は、画一的であったであろうかとの反省をしてみればよい。そうすれば、その発展的形態を科学史、つまり自然科学の発展に限定してよいわけがないことは自明となってくるし、そこから、他の科学史、すなわち社会科学史、精神科学史の発展形態の究明も、必然として浮上してこようというものである。この三つの構造は、連関はあるがそれぞれに特殊性を持つであろうことは弁証法上の常識でもある。なぜなら、あくまでも認識の発展過程の一般化こそが、求められる対象だからである。であるから、自然科学史のみから、認識の発展を一般化してよいものではないことは諒解できるはずである。仮説実験授業の論理は、この点からの問い直しは必須である。

第二点は、人類の一般的な認識の発展形態は仮に究明しえたにしても、それは一つの大きな特殊性を含むものであることを捉える必要があるということである。別言すれば、それは対象に対する一般的な問いかけの発展形態でしかない。しかも、大人の、成熟した認識のそれである。振り返ってみるに、大人として成熟した認識は、はたして人間一般の認識の成熟性として、理想形態であるかどうかが問われなければならないものである。

有体に説けば、現代の学者の認識がはたして理想的に成熟したものであるかどうかを、見事に問う必要すらがあるのではないか、ということである。そしてそこから、子どもの認識をいかに育てるべきか、いかなる過程を経て成熟させるべきかを考究すべきなのである。リンゴとか稲の早熟が、はたして美味といえるほどのものになりうるかを少しでも考えに入れるならば、子どもの認識を早稲《ワセ》のごとくに育てることの欠陥も、オボロゲながら分かるのではないのか……、である。

これに関しては、「認識と身体」（『武道の哲学』第二編「『武道講義』に関わる認識論」三一書房、『全集』第一巻所収、現代社）という小論があるので、そちらを参照されたいが、人間の早熟は欠陥を多く生みだしこそすれ、けっして見事な成熟とはいかないことを知る必要があろうというものである。これに関しても、小学生で微分・積分が解けるとして「韓国の天才少年」と何年か前に騒がれた人物の、現在を調べてみるのも一興であろう。哀れな結果が出ているはずである。この現在までの自然科学史の発展の構造の究明には、このような論理はいささかも見出せぬことを確認しておくことが大事であろう。

以上を要するに、教育は単純に人間の認識の歴史的な発展史の構造の、リプリントではないということであり、ましてや、自然科学的な認識の発展のそれなどでは、けっしてありえないということなのである。ここで、もしかしたら反論したい人も出てこよう。

「いや、それは分かった。認識の主要形態が自然科学的のみでないことは認めよう。だが、それにしても、自然科学的発想をまさか否定するというのではあるまい。だとすれば、仮説実験授業を自然科学の授業に限定すればいささかの文句もあるまい？」

これは仮説実験授業を理科の授業に限定すれば欠陥は出ないのではないかということである。答えておこう。人間は全的に育って初めて、全的に人間になりうる存在である。人間の認識も同様に、全的に教育されてのみ全的たりうるものである。ここでもし、対象の構造を手繰る方法論を自然科学的にのみ教育していったら、一体いかなる人間が育ちうるかを、反論者はそれこそ真剣に考えてみるべきである。

私はこの小論で、武谷三段階論や板倉や庄司の仮説実験授業に、ケチをつけようと意図しているのではない。むしろ、そのより一層の発展をこそ期待しているのである。ではなにゆえの批判かと問われそうである。両説とも、現今のままではほとんど役に立たないからである。教育を問うのが主題であるから、仮説実験授業の真の発展を願う点に的を絞って説いたが、今のままではこれは面白い授業以上のものにはなれないものである。そして、あえて説くが、授業は必ずしも面白くなければならぬものではない。辛く悲しいことも授業のうちである。現象的に砂を噛むようであるか、面白いかと問うのではなく、人間の発展という流れに何が必要かを問うことから、教育は始まるべきものである。面白くないから落ちこぼれるとは、教師や教科書編者の責任を無視したあまりにもの素人的見解である。

枚数がないので指摘だけにとどめるが、仮説実験授業は庄司和晃の「認識の三段階連関理論」を、その体系の中に見事に取りいれて理論化することなしには、いつまでも現状以上の論理は手繰れず、真の完成への道を一歩もふみだせない（もちろん、これだけではない。これは成功へのほんの一里塚である）ことを説いておこう。もし、仮に、庄司理論を抜きにして、まともに発展できたとしたらどうすると問う人もいよう。答えておこう。それは無駄骨というものである。単に遠回りするだけである。なぜならば、結局、庄司理論を組みこんだのと同じ構造になるだけだからである。

どうしてそれが分かるのかと反論したいであろう。学的理論たる認識論の実力はそのくらいの予測はなしうるものであり、これが学的論理能力というものである。私はすべて、そのようにして今までやってきた。目的的に対象を究明し、その論理を仮説のレベルに高めて、そして証明して学問化してきたのである。庄司理論も、板倉理論も、武谷理論も同様に実験・実証してきたのである。あえて説くが、我々にとって、そのくらいのことはもうとっくに実験済みであり、実証した学問なのである。歴史は停滞していないのである。但しこれは、けっして二つの論理を「タシ算することではなくして、微分・積分すること」（武谷三男の言）である。つまり、そのままドッキングさせても大して役には立たないことを、念のために付言しておこう。

最後になったが、以上の論理は、これこそが教育論の主要テーマであり、もっとも大きな構造論ともなるべきものである。そして、これはまた、単なる哲学というレベルから脱皮して専門的に学問化すべき、すなわち真の学問となるべき、認識論の重要課題のはずである。しかるに、現今の教育学者・認識論専攻者のただの一人として、ここに学的生命を賭ける人はいないようである。そうであればやむをえまい。怠け者は無視して前進するのみである。そう遠くない将来に、我々はこの分野を目指して、豪快に歩を進めることになるであろう。なお以上の小論に対して、当事者たる庄司和晃氏から左記のような丁寧な便りをいただいた。執筆の意図をしっかりと汲みとってもらえたことを謝したい。

南郷継正様

ご論文「現代教育に欠けたるもの」、読みました。まずもって、田辺 元論にハッとさせられました。まさしく弁証法的論理能力です。さすがです。とすると、日本の観念論哲学たる西田哲学なんかも改作的に明らかにするメドが立つわい、と妙に考えさせられてしまいました。

仮説実践授業論、白眉です。仮説実験授業への真正面からの批判、これほどのものが今まで出たためしはありません。板倉さんにもその価値、分からないでしょう。自然科学の論理批判でもありますから、武谷氏にしても答えられないでしょう。思えば、南郷理論、とてつもないところへ到達しましたね。すごいものですよ。大志論、これ教育の核心への提言です。まとまっていますな。溜息が出るほどです。続いての論理能力論にしてもムチ打たれる思いです。最大の現代教育批判です。

庄司　和晃

第一編　現代武道修行者に説く論理修行の道

第一章　誇り高き武道修行を志す人に

(一) 現代の武道修行には論理能力の養成を

本章は、武道修行者向けに少し調子を変えて説いてみたい。調子を変えてといっても私の講義であるだけに、そうそう変わるものでもないが、「なるべくきちんとしないで」、「適当に読みやすくして」というレベルでの調子変えである。理論家を目指す人にならばともかくも、本講義は通常の武道の修行者にはとてつもない困難さのある武道論となっている。私にもそれは十分に分かっている。だが、数回ならず説くように、これはやむをえざることなのである。

たとえ少年向けであっても、論理レベルを格調高く維持し続けなければ、当然に著者たる私は精神の弛緩《シカン》を伴う。精神の弛緩は認識の格調たる論理的レベルの弛緩となり、これはまた当然に脳(細胞)の弛緩へと落ちいくことであり、これは直接的に頭脳活動の弛緩となるは必定である。

武道空手の例で説くならば、達人志望者がいわば現実の闘いの相手に青少年の弱者を求めるようなことである。これはそれによって、自らの達人へ向けた武技を向上させたいと願うほどの愚かしさとなり、またこれは武道空手の指導者が、小学生相手に自らの武技を見せながら指導するがごときの格調の低落となりうる。なぜならこれは、小学校の先生が児童相手に、刑務所の鬼看守のごとき、新兵に対する軍隊の鬼軍曹のような形相・姿態をとるようなことであり、そのようなことを行ってよいわけがないのと同様だからである。

だが、である。話を変えて小学校の先生が児童に関わっての見事な教師ぶりで完璧であったにしても、中学生の前ではこれは落第となろう。まして武道空手の指導においては、これは本物の武技、武術の指導であり、心身的武技育成が本分である。そのような武技（殺人技）を小学生たる児童にまともに見せられるわけがなく、見せてよいものでもない。となれば、当然に調子を落としての指導の連日となり、組手（闘いの練習）の連日となる。これで自らの魂と武技が堕落しないとあれば、元々その指導者自身が武道レベルからはボロ魂、ボロ技に相当するものだっただけのことである。

人間はなべて、自らが創られて人間となり、自らを創りて人間となるのは原理原則である。いかに創り創られるかは、その人の主体性に見事に関わるのである。よろしく指導者は指導に当たっては心からなる取り組みを願いたいものである。

さて、それにしても弁証法・認識論を説く『武道と認識の理論』のI、II巻はいかがであったろうか。読者は、自らを理論的と自慢する人をも含めて、大方は意外な内実であったであろうと思われる。

それは一つには、弁証法・認識論とあるからには、全く武道・武術には関係がないから、何か難しい論理のことが展開されるのだな、と思っていたことであろうし、二つには、弁証法・認識論とありながら第一巻には「科学的武道の修行とは何か」が説かれているからである。

特にその中の、「科学的」という概念が読者の知識を、そして実力を大きく揺るがしたことが衝撃となったはずである。まして、第一巻第三編「科学的修行の論理とは」に登場しているかの修行者、翔鷹・北條悠志の「自分が他に誇れる優位性があるとすれば、実体を介して、感情として師範の跡を辿れることである」との言葉が科学的の証明である！　と説かれてあっては、「嘘ツケ！」と叫びたくなった御仁が相当いたはずである。それに「大体なんだ！　どうして科学的が感情となるのだ。感情として書いてあるあの修行録が、なぜ科学的といえるのだ。それだけですでに科学的ではなくなっているのに」と、喰ってかかる人とて予想できぬことではない。まして『弁証法はどういう科学か』の読者からは、一層厳しい反論・不信が寄せられるはずである。この著書には次のような記述があるだけに。

諺は常識と科学とのいわば中間に位置づけられる存在で、経験をふまえて具体的な事実を語るところは常識に近いが、それと同時に経験では摑みにくい普遍的な法則性を裏の意味で教えているところは科学に近いという、過渡的な位置を占めています。……庄司和晃氏は、この諺の在り方から、認識の発展を三つの段階として捉える三段階連関理論を創りあげました。……普通は感性的認識と理性的認識の二段階に分けるのですが、過渡的な不明瞭なものを一つの段階として理論化したことは、弁証法の発展という観点からも注目すべき業績といわなければなりません。

この中の認識の説明で「普通は感性的認識と理性的認識の二段階に分ける」とあるように、哲学・学問の世界で認識を論理的に二段階に分けているのは、常識なのであり、そして学問、科学は理性的認識とされるのも常識なのである。それだけに、科学があたかも感性的認識、すなわち、感情であるかの説き方に、不信が寄せられても不思議ではない。これに関しては、そう遠くない将来に説くことになる。事のついでに、前出の第一巻『武道と認識の理論Ⅰ』の「科学的武道修行の論理とは」の終わりの次なる文を参照してほしい。

　ここまで論じても、「本当に武道としての空手を科学的に修行すると頭脳活動が優秀になるのだな！」と疑いを持って念を押したい読者がいよう。
　断言しておく。それは真実である。……「頭はいかにしたら良くなるか」を、この『武道講義』のいずれかの巻で、それこそ凡百の心理学・精神医学の遠く及ばぬレベルで、豪快無比に認識論及び認識生理学として説いていくことになる。十分に期待されて結構である。

これは認識論の展開がじっくりとなされた頃になる予定である。このように説くと、そんなに自信たっぷりに宣言しておきながら、なにゆえの即刻でないのかといぶかる人も多数あろう。答えておく。誰しもが数学を学ぶ場合に算数を抜きにして、いきなりの微分・積分の学習ということがありうるのか、ということである。もっとも簡単には『弁証法・認識論への道』（『全集』第二巻所収）に説いておいたので、しっかりと参照してほしい。

物事には難易があり、順序があるのは当然である。まして私の説くこの『講義』は、そこいらの諸先生説かれるところのハウツーものでもなければ、ノウハウものでもなく、れっきとした学問として展開されている書であり、論理であり、理論レベルである。学問というものは順序正しく学ぶことなしには、全くの単純極まる知識となり、結果として役立たずの学習・学修の歴史のみが積み重なることになるだけである。そうであるからこそ、啓蒙書・入門書・基本書・教科書・概説書として万人に優れて推選できる、かの『弁証法はどういう科学か』が、学問の世界では全く役に立てられていない現実が累々《ルイルイ》と横たわってきているのである。

（二）わが基本重視一途の二十年

以上の「弁証法は役立たず」となっている現実のこれは簡単には幾度となく説くように、知識の学び方と論理の学び方の大きな違いによる。だが、誰もがここを、それこそ学的に、すなわち理論的に説きされたことがないのである。この『講義』シリーズはそのためのイントロであり、準備運動でもある。

それだけに、科学的なるものを感性レベルで説いてみたい。

『弁証法はどういう科学か』で紹介してあるように、庄司和晃が、それまでの学的世界ですら疑う人もないままに常識的であった、感性的認識から理性的認識への二段階説を、自らの実験をふまえて、表象的認識たる過渡的認識を一つの現実的段階として捉え返して、認識の三段階連関理論を創りだしたことは、これは認識論上の世界的業績といってよいものである。そしてこれは、現在は大学教授である、庄司和晃が発見当時は小学校の教師であったればこそ、見事なまでに可能となった業績である。

これが学問的研鑽ということであり、ここに学問的とは感情として対象を反映させ、対象に分けいったということでもある。詳しくは、後日の認識論の十分な展開を待ってほしい。必ずの納得がいかなる読者にも可能なレベルで学問的に説いていく。それが学的レベルでの認識論の創出者たる私の面目でもあるのだから。それはともかく、私が庄司和晃のことを『弁証法はどういう科学か』で読んだ時、認識論上の強敵が出現したことで、すさまじいまでの衝撃を受けたことであった。もっとも、仮説実験授業の板倉聖宣の場合とて、強烈さは劣るも同じく！　であったが……。このような場合に私は、それこそ異常なまでの闘志を燃やして、相手の数倍の実力をつけるべく頑張ることになる。これは、私の弟子たる海保静子に「認識論」をいうなれば発見・発展させられた時とて、同様であった。

二十代に仮説実験授業をほどなく超せたように、私は三十代にして庄司和晃の「三段階連関理論」をも大きく超すことになる。ここに関しては『武道への道』第三部「極意への道」を参照してほしい。

少し脇道にそれる。私が自らの進むべき道にそれなりの先達がある場合、私はその時には、通常の人とは違った形の道を辿ることになる。それはいかなることかといえば、通常の場合、人はその先達に学ぶことを始める。つまり、そこからなんらかの益を得ようと努めるものである。これは無理からぬことである。たとえば、武道空手の修練者が、他流の良い技・良い闘い方に目を見張った場合、大抵はそこに自らを学ぶことをする。はなはだしき御仁は、他流はおろか中国拳法・合気道・柔道などと恥も外聞もなく招き入れたり、自らが身を投じたりする。だが、これは達人たらんとする当人にとっては本当は自殺行為そのものとなるものである。

私はこのような場合、出発途上の自らの道を変えることはまずない。論理の学び・弁証法の学びでもその通りに、『弁証法はどういう科学か』一筋にやってきたのである。三浦つとむを己が学の師と心密かに自らに定めて以来、三浦つとむの弁証法の実力を完全に超すまでの二十年間、脇目もふらずに『弁証法はどういう科学か』一筋であった。私には師の他の書すら参考書以下でしかなかったといってよい。

それだけに、他の先人・先達は、いわば追い着き追い越すだけの存在でしかなかったのである。私は武道空手の技を、武道空手の道をこの『弁証法はどういう科学か』だけで学び、そして説き、かつ、解いていく流れの中で武道空手を見事に再措定的に創出し、その結果、武道空手の論理追究のゆえをもって、弁証法を史上最高の学として措定するところまでやってきたといってよい。

途上の板倉聖宣、庄司和晃、浅田光輝、津田道夫等、その当時の時々の時代の英雄たち（彼らはその時々の英雄と称されている人であった）には目もくれず、ただひたすらに弁証法の学びが武道空手の学びであり、武道空手の学びが弁証法の学びであったことである。これは本『講義』第一巻たる『武道と認識の理論Ⅰ』で説いた、かの『恩讐の彼方に』（菊池 寛、角川書店）にある、了海の「大岩壁掘り」そのままの図だと、とってもらってもよいことである。

したがって、弁証法へ向かう途上の私には、板倉聖宣の著作も庄司和晃の著作も、すべて無用の長物であり、他流の優れた技とされるものと同様に屑籠の中の存在か、よくて物置の中で顧みることのない、古物同然でしかなかったのである（これはたとえば、受験勉強などで、次々と基本書を代えていったら一流大学への合格が本当に可能となるのか、との例で分かってほしいことであるが……）。私が武道空手を、そして弁証法を学的レベルで完成させえたのには、以上の歩みが大きく寄与したことである。

大抵の学者が、「学問とはを遂に知る（分かる）ことなく人生を終える」としかなりえないのは、自らに学問の道を歩こうとしないからである。だが、学問の道を歩くことができるためには、まずはただひたすらに学問への道を歩き続けていかなければならない。学問への道を歩くことなしには、学問の道が歩けるわけもないからである。これは、武道空手修行を志す御仁が武道空手への道を歩こうともせず、武道空手の道を歩けるかのごとき錯覚をする類いである。ここで武道空手の道とは闘うことで達人へ志向することであり、武道空手への道とは、闘える技を見事に創出する歩みである。

しかるに大方は、恐るべきことに一年もしないうちに闘う技が創出できたとの錯覚が、師匠にも弟子にも存在してくる。ゆえに、平凡な技の氾濫となり、その技の一撃必倒ならざるを、武道空手技そのものの欠陥に押しつけて、自らの武道空手への道を省みることなし、で見事な人生との錯覚をする。かくして、他流から他武術の技への憧れが始まり、終点は中国拳法の奥義へともなりかねないのである。

(三)「学問の道」と「学問への道」の論理

これと同じ道程が、学問への道でも生じてくるのであり、これは事実と論理の区別がつかず、論理を知識レベルで捉え返して、凡技つまり凡論と化した己れを反省せず、自らの専門分野の技の欠陥と錯覚して、他流の技に憧れる、すなわち学際協力とやらにウツツを抜かす道を選ぶのである。

学問の道は学問への道を歩き始めてこそ、歩ける実力がつくのである。ここで学問への道とは論理能力のことである。すなわち論理能力への道であり、これは論理的実力を身につけることなのである。武道空手でいえば見事な武技への道であり、これには基本技創出のため短くて五年有余の月日の、艱難辛苦的大岩壁掘りの努力が要求されるのは当然のことであろう。

念のために武道空手(スポーツ空手ではないので念のため)の修行志望者に述べておくが、『武道と認識の理論I』に出ているあの山中での鍛錬は、武道空手の技が見事に仕上がってからでないと必ず失敗することになる。それは、武技の創出、それも見事なる武技の創出以前にこのような訓練を行うと、優れた武技を創出できない身体と化してしまうことになるからである。夢々、功を焦って、難行的修行をしないことである。山中の鍛錬では優れた武技をいかに把持していても技は見事に崩れいくものであるだけに、よほどの覚悟が必要となる。まして、山中の鍛錬とやらを観光客に眺めさせたり、写真をとらせたりするなどは、修行のなんたるかをいささかも知ることのない無心の児戯《ジギ》の類いである。

以上、山中での鍛錬は武道空手にとっては神経体力・認識体力が中心となるものであり、いわば武道空手への道の上級途上に関わる準備運動でしかないことを、しっかりと忘れないでほしい。

肝心の学問への道であるが、これは、ほとんどの学者たらんとする人はまず歩くことがない。それがなにゆえかは、一にその道を知る人がいないからであり、二にそれだけに大冒険となって怖いからである。

誰もが未知の道は歩きたくないものである。未知への道ならばいざ知らず、未知への未知の道だからである。失敗すれば後の学的生命はないからである。コロンブスの大冒険はとても！　なのであり、やはり分かっている道、教わった道だけが、誰もが失敗しがたい道だけが繁盛することになる。

仮に道は教えられたら歩けるか、であるが、この答は否である。なぜなら、この学問への道は、了海の大岸壁と同様に自らの人生を賭けて掘るもの、つまり、道は辿れるのではなく、自らが歩いて道と成すものだからである。ここに関しての詳細は『武道と認識の理論Ⅰ』の「まえがき」に論じてあるので、ぜひに参照してほしい。その困難のゆえは、現代にそれを歩いた人が皆無に近いだけ、その困難性を知ることがないだけに余計に存在することになる。

学問への道はかくも困難を極めるものゆえ、それをなしうるならば、歴史に名を残せるほどの実力を積めることになる。武道の修行とて、歴史に残る学問の名に値するものとして措定せんと欲するものならば、学問への道をも武道空手の修行と直接に歩かなければならない。これは絶対条件である。

その修行にとっての、武道空手の実体の技化への道と認識の学問化への道との双方に必然、必須たるものが学的認識論である。それゆえ学的認識論への道として説かれてきたのが、本『講義』シリーズである。このようなレベルに到達できないならば、武道の学問化など、滅多に口にされぬことである。それだけに本『講義』シリーズでは、武道の具体例を可能なかぎり取りいれながら、武道上達論を内に含んだものとして説かれるであろう。そしてそれは逐一やさしく小学生レベルから最高レベルまで展開していくことになろう。そのためには、学問的なものすらを感情的なものとして理解していただくための、論理の感性化を図らなければならない。以下はその必須的知識の感性化たるものの一つである。

まずは、武道一般からの論理である。

『武道　流幻』――武道修行の道――

（一）武の道生き抜く　人生は
生命《イノチ》賭けたる　武術道
武の道目指す　桜花
生命咲き散る　地獄門
ここが武の門　流幻流

（二）武の道初まる　人生は
耐えて鍛える　武の体技
武の道始めし　桜花
必倒嵐技　地獄花
これが空手ぞ　秘技流幻

（三）武の道賭けたる　人生は
心技磨きし　刀技道
必斬秘して　桜花
抜く刃見せずに　地獄道
これが居合ぞ　秘技流幻

（四）武の道極める　人生は
把技即必倒　魔技の道
嵐術なりし　桜花
殺技捉えて　地獄谷
これが合気ぞ　秘技流幻

（五）武道が定まる　人生は
千載青史《センザイセイシ》の　歴史道《ミチ》
極意へ臨む　桜花
歴史に名を賭け　地獄舞
これが流幻技　武の奥義

（四）生命史観を通しての武道修行

以上の『武道　流幻』は、おそらく読者が読みとれるような単純さではない。少し説いておこう。

（一）は武道の本質が説かれてあり、その修行の一般性がそこにはある。

（二）は、人類が猿から進化できた所以をふまえての、樹上生活たる五体の技化を武道空手技として技化すべく実践し、人間の認識・実体の構造を武道空手技を通して学ぶ過程なのである。

（三）は人間が地上に降りて人間として自立できるようになった道具の使用過程の構造であり、ここを剣道から刀法への道として辿り、かつ修めゆくのである。

（四）は、これは拳法発生の過程性を辿ることである。すなわち、剣技から刀技へ、そして刀技の術法化から拳技まで、への剣・刀法の発展の歴史を、関節技を通して発展的に修業することになる。ここの極めは、「動即技」、すなわち、「動けば直接に武技になる、つまり動きの在り方がすべて武の技として現実化する」ための、自然体技であり、いわば八方破れ的体技である有構即無構・有技即無技の自然流体技を身につけることにある。

（五）は、まさしく武の道そのものの実践であり、これは闘いそのものである。かつ全体の流れ＝歴史性を信念と直接に実践すべきことを、信念が直接に生活化することを説いたものである。

あえて説けば、人間は猿から人間への発展過程の論理構造を、一身の認識・実体に関わる生成発展の具体性として捉え返し、そこを生き抜く修練・鍛錬こそが偉大への道なのである。しかるに現実は、サルマネばかりが主流を占めているのが現状である。

だが、このような第一級の論理構造を純然たる理論として学問的に説かれては、通常の修行志望者には、煙たいだけであるはずである。それゆえに論理の少々の感性化として説いてみた。

私は、本『講義』シリーズの読者には、なろうことなら一人でも多くこの道を歩いてほしいと願っている。だが歩くためには十分なる準備が必要である。なにしろ史上初であり、史上最高のこの道である。それだけに、周到なる下ごしらえが必要であり、そうでなければ理解されないばかりか、大きく誤解される危険性すらある。もちろんこの道とは、当然に生命史観をふまえた認識論を学ぶ過程と直接の学問への道であり、かつ、学問の道である。これは優れて大変極まる見事な道であり、歴史性ある道である。大志を抱くには不足のない志の道であり、いかなる人間にとっても優れた道である。なお、「生命史観」については『看護のための「いのちの歴史」の物語』（本田克也他、現代社）の参照を願う。

　再三説くように、ここに私が展開してきている学的認識論は、それが学問の名に値するものであるだけに史上初であり、史上誰もが説いたことのないレベル、誰もが解きえなかった構造論を内に含むものである。なぜなら、哲学史上も認識論史上も、誰もが解けなかった過去かつ現在があるからである。

　これは観念論からは説くことは可能であっても、けっして解くことはなかった問題であり、まして観念及び観念の世界の出来事を扱うことを恐怖に近いまでに苦手とする唯物論からは、観念論が説くレベルに達することすらなしえなかったからである。ここで説くとは、要するに説明を与えることであるが、解くとは問題をその対象的事物の構造に分けいって法則性レベルで説くことである。

　あえて付言すれば、「この唯物論たる手続きを、彼、南郷継正の前に説いた人物がいたであろうか。もちろん、否である。唯物論者は、ただただ口をそろえて、認識＝精神は対象の頭脳における反映であると呪文よろしく唱えるばかりであり、最良の場合でも意志論・問いかけ論と絶唱するだけだったのである」と村田洋一が『武道と認識の理論Ⅰ』の「終の編『武道講義』解題」に説いているごとくの現在である。本来ならば「終回」のゲラにはカットした彼の追記があった。「拙論が公になるのであえて一言したい。以上は事実であり現実である。私が学んだ東京大学のいかなる教授といえども、南郷継正に比すれば小学生である。東大から出て初めて私は学の巨塔に出会えたのである。(村田追記)」。

この彼の言が、あまりにも阿諛追従《アユツイショウ》と思われる御仁がいよう。どうぞ、そうとってもらって結構である。私の本『講義』シリーズのレベルを説きうる人物が、かの東京大学に存在するならば、である。

それだけに私は、自らの思想性の高みと誇りを賭けて、史上第一級の弁証法・認識論を説いていくことになる。終わりに、そこまでの信頼を寄せた彼を含むわが読者に、学問への道に横たわる無常かつ非常ともいえる大障害の、感性化的論理を進呈したい。

読者諸氏がいかなる解釈、偏見を抱かれようと勝手であるが、これはまぎれもない現実であり、学問への道に志す人に襲いかかる奔流であり、立ち塞がる大岩壁である。(二)の「論理と事実の区別なく」とは、東京大学をはじめとする一流大学の学生に共通の一般性たる学的能力に関わる大欠陥をいう。どういうことかを少し説けば、彼ら大秀才は、大秀才である学生ほどに、論理能力と知識能力の区別と連関を絶対に分かることができないからなのである。この両者を彼らは、どうしても実質的に混同してしまうのである。あえてもう一言付加すれば、論理能力たる前者は未知の問題解決への能力・新発見への能力たる、学的完成能力であり、後者はセンター試験満点の既知の問題解決の大秀才能力である。

詳しくは後日として、ひとえにこれは、「現代教育に欠けたるもの」のゆえである。

『われ　学へ』

（一）学びのせせらぎ行きゆきて
いつしか大江　疾き流れ
千尋の峡谷　仰ぎ来て
歴史の凄みに身がひきしまる
わが学の道　まだ遥か

（二）事象の奔流　只中に
論理と事実の区別なく
学びの基本に誤謬を知りて
歴史の深みに心も凍る
わが学の道　まだ遥か

（三）科学は論理の大系と
学びて悟るも花地獄
概括レベルの把握もならず
歴史の重みにただ意気地のみ
わが学の道　まだ遥か

（四）さあれ　この道　己が道
千載青史の学の道
いかに奔流荒れ狂うとも
歴史の大江　わが瀬と御して
絢爛《ケンラン》　学を果たさずや

第二章　思春期、青春初期認識・実体の論理構造

（一）歴史性ある武道空手の学びを読者に

第一章は、弁証法・認識論が『武道講義』になにゆえに必要なのかを、冒頭に説くところから始まった。そこで、「科学的」なるものの意義が少しばかり分かりかけたものとして、「科学的武道修行には論理が必要なこと」を厳しく誤解のないように説いたことであったが、これは難解そのものであったはずである。大抵の読者は、私が本『講義』の筆者であるだけに、なにゆえに学問という学問を、それも哲学は当然として、学問そのものをも学者以上に説けるのかが不思議だったはずである。それに応えるべく、その実力養成へのメインテーマたる思想性の高みと誇りはどこから生じたものであるかについては、『武道と認識の理論Ⅰ』の第三編「科学的武道修行の論理とは」で、「遥かなるわが旧制高校寮生活」が、説かれたことであった。

旧制高等学校の見事さは、その時期と内容にあることを簡単に、受験期が宿痾《シュクア》として実存する現代高

等学校生活、中学校生活を浮きぼりにすることによって、間接証明をしておいたところまでである。

第一章は、それらをふまえて自然科学者への道と同じくに、誇り高き武道修行を志す人へ向けての案内であった。大方の読者の思いとは違っての、学的武道修行の構造を説くことは少しばかり辛くはあったが、武道関係の有識者・学者先生の錯覚を正すには、よい講義であったであろうと思っている。何事についても、それが学的であろうとするかぎり、逃げ道はないのである。学問の大道は、二つとはないことを覚悟してかかることが大事である。

このように説くと、学問と技術の区別のつかぬ御仁は、またもや錯覚されることになる。「方法は幾通りもあるはずだ。技術にも幾通りかあるし、あってよいはずだ」と。

その通りである。だがこれは技術のことであって学問のことではない。詳しくは、特に『武道講義入門』たる『新・弁証法・認識論への道』(『全集』第二巻)に説いてあるが、学問とは事実の集積・総括などではけっしてない。そうではなく、それら集積・総括した事実を、その論理性やいかに、として探求し、かつ、それらを一般性として概括することから始まって、それを論理の大系として、論文化することであることくらいは分かってほしいものである。論理の体系とは、その大きな系の筋道(論理的展開なるもの)に一つとて通行止めの箇所(筋の通らぬこと)があってはならないものである。そこをふまえて、「学問の道」と「学問への道」とは異なることを説き、武道修行者には論理そのものとしてこれを説いても難解そのものであろうとして、少しばかり論理を感性化した、いわゆる武道修行への道と学問体系への道に関わって、その道標となる、いわゆる「詩」なるものを記しておいたことである。だが、はたして理解してもらえたかどうか……。

最後に、私は本『講義』の読者には、なろうことなら一人でも多くこの道を歩いてほしいと願っていると説いておいた。だが、武道空手を学びたい者になにゆえの科学、なにゆえの弁証法・認識論なのだと、どうしても不審がる読者がいるはずである。理由は簡単であり、二つほどある。


一つは、武道一般からすれば、歴史的に武道空手はあまりにも低く存在しているからである。

文化遺産として後世に誇れるものを誰か武道空手家が築きえたであろうか。否である。

現実に武道空手家で、社会的に他の武道の達人・偉人レベルで尊敬された人物がいるか。否である。

あるいは武道空手そのものが尊敬されているか。これも否である。

武道空手界には、剣道や柔道の世界に匹敵しうる文化遺産も人物もなし、が疑いのない現実である。

たしかに強さを全うした人物ならば幾人かはいよう。それならば剣道や柔道の世界では無数であろう。

それに強さだけで尊敬された社会がかつて存在していたであろうか。強さだけの武人・軍人が社会の尊敬をかちえた例がはたしてあるであろうか。あるいは人格とても同様である。人格だけでは、武道は尊敬されはしないのである。これは学問が人格だけでは尊敬されないのと同じであり、武道空手がその時代に頼もしくありえても、それだけではあまりに悲しい出来事である。人は見事に歴史性を持って名を残してこそ、後世に文化遺産を残しえてこそ、つまり歴史性ありてこそ人間なのである。


二つは、この私は武道空手を理論化する過程で文化を学び、文化を己が実力とする過程と直接に武道空手の構造を武術の構造の特殊性・一般性として解明する過程を持つべく努力を積んだからこそ、ここまでやってこられたのである。武道空手とて学問的に学べば、文化遺産として残しうる人類の宝を築きうるのである。そこに「学的」を実力化する価値がある。ここで文化遺産とは、当然に人類の歴史に残るレベルのものを指す。具体的には、宗教では聖書に匹敵しうる、学問ではヘーゲル哲学に並ぶ、芸術ではベートーベンを想起しうるレベルである。剣道の世界では、以上に及ぶべくもないものの、とにかく、『天狗芸術論』『猫の妙術』『五輪書』等があり、柔道の世界では、嘉納治五郎の「柔の道」がある。

これらに最底として並び、これらを凌駕することが、武道空手の文化遺産たる最低の資格である。それには、彼らがなしうることのなかった人類の文化としての道たる学的道を武器にするしか方法はない。武道空手を学的に捉え返し、武道空手を学的に学び続けて再措定し、学問の確立を果たす以外にはない。私はそれを諸氏に問いかけたのであった。

だからこその学問史上の極みたる弁証法・認識論の確立が可能となったのであり、かくして弁証法・認識論の本『講義』なのである。なぜならば、人間は自らの認識を把持することで、自らの実体を人間として創出してきた歴史を把持するからであり、それゆえにこそ人間になれたからである。これに対し、ゴリラなどの動物は強くあるべくして本能により鍛えられて強くなったものでしかない。

我々は、単に歴史として流れ出てきた武道空手を、その実体を直接に武道空手として学び強くなるのでは、文化遺産の名に値するものになるわけもないことを、人類の歴史に学ぶべきなのである。

以上、武道空手を、そして武道を、なろうことなら歴史性ある文化遺産のレベルで学んでほしいとの願いを説いてきた。

(二) 鉄のリーダー、旧制高等学校を語る

そこをふまえて今回も、学的なるものを十分に理解してもらえるようにとの大いなる準備体操である。以下は、一見、学的なる概念にはなんら連関がないかのようであるが、後に分かってくるはずの、優れて学的認識論序説である。

ともかくも、学習・論理の文字を武道空手の基本の練習に、受験を試合に喩えながら読み進まれるがよい。武道空手への道に横たわる宿痾《シュクア》とて、同じ論理構造を把持しきっているのであるから。旧制高等学校に関係のなかった人や、旧学制を嫌っている人には理解したくもないことであろうが、旧制高等学校についてぜひに説いておきたいことがある。それは何が一体よかったのかということである。

これには、まずは当事者たちに登場してもらうのが大事であろう。以下はその一つである。

これは昭和六十一年の対談であり、司会は報知新聞社取締役編集局長遠藤徳貞《エンドウトクテイ》、対談者は新日本製鉄副社長三鬼《ミキ》 彰《アキラ》と日本鋼管社長山城彬成《ヤマシロヨシナリ》（いずれも当時の肩書）である。

『友よ語らん』――対談　鉄のリーダー達――

三鬼　昔は高等学校にあちこち全国から集まった。今どっちかというと、地元にみんな集中しち

まってますがね。あの頃は高等学校というと、一種の大学に入る入学試験みたいなものですから、高等学校に入ると、後はもう人生の勉強だというようなことでね、諸先輩も勉強せんでもいいのだと。勉強せんでも、この三年間一つ人生の勉強……。

司会　謳歌しようとね。

三鬼　そういう先輩ばっかりでしょう。そういう先輩というのはあまり勉強しないほうの先輩なんだから……。（笑声）

山城　我々とは反対の育ち方をした人間が欲しいわけですよ。

司会　そういうのが欲しいけれども、今の若い人達の……。

山城　ではもの足りないですね、そういう意味では。

司会　ですから、そういう点では昔の高等学校のああいう教育が、きちんとした教育があって欲しいような気がしますね。

……………

山城　あれも得意です、これも得意ですといったのはね、やっぱり平均点以下の仕事しかできないはずですよ。

司会　近頃、国立大学の評判が悪いのですけどね、東大だ、京都だと来るけれども、入ってしまうとどうも具合の悪いのが多い。〇と×でずっと生きてきて……。

山城　そうです。一般的な常識は知っています。しかもそれを詰めこみ主義でね、頭の中に入ってますというのは一番困るのですね。こういうのは本当に使いものにならんですよ。

…………

三鬼　○×主義の悪いところというのは、あまり考えるということがないのですね。

司会　それはどっちか五〇%の確立ですから。

三鬼　交差点の信号みたいなもんだ。赤になれば止まれ、青になれば進めというようなことになっちゃってですね。やっぱり○×主義というのは、その瞬間的な知識としての表現があるかもしれませんけどね、一体これはどうなんだという問題意識を持ってそれを詰めるというような感覚はだんだんなくなってくると思いますね。

山城　だから、創造性、創造力というものが欠けるわけです、どうしても。

司会　そういう点ではやっぱり……。

山城　決められた事項はきちっとやるかもしれませんけどね。

司会　やはり現在の教育のあり方に問題があるのでしょうね。

…………

司会　これからそうならざるを得ないし、そういう具合に……、しかし、教育者としてはなかなか難しい問題でしょうね。

山城　教育者自身がそれに慣らされてないからね。画一的にできているから、教育者が。

司会　だから、さっきいった安藤先生みたいなおおらかな方が出てきて、お前はあれをやれ、君はこれをやれという具合な……。

三鬼　だから、当時の旧制の高等学校に入って三年間というのは、少なくとも先の就職のことどか、大学をどうしようということを考えないですよ。諸先輩のリードの仕方も、そんなものはどうでもいいのだと。もうなんだか読んでも訳の分からないような本をあてがわれて、これを読めとかね、そういうことで要するに人間形成をやれというのが無言のうちの一つの先輩のリードだった。だから、勉強しないことも何も威張ることじゃないけれども……。

司会　何か本を夢中になって読んでみたり、一生懸命何か……。

三鬼　そうですよね。人間形成というのか、そういうような旧制の高等学校というのは非常に大きい意味があったんだと思いますね。

（『六花会　会報』旧制新潟高等学校同窓会）

長々とした引用になってしまったが、理由は、これだけはどうしても理解していただくための最小限であるからである。偶然に発見した資料が現代日本財界のトップクラスの人物であったとは苦笑ものであるが、贔屓《ヒイキ》の引き倒しでないことだけは、まず断っておきたい。以上の対談の一体どこが、現学制に比して旧制高等学校の優れて見事だったところなのかが、次に問われるべきであろう。

(三) 思春期認識・実体の論理構造再び

第二章冒頭にある「遥かなるわが旧制高校寮生活」の中身を『武道と認識の理論Ⅰ』から再録する。

それは、私が過ごした旧制高校的寮生活の実態にある。

内容を簡単には、三一書房から出版した『武道講義 武道と認識の理論Ⅱ』で「受験勉強を認識論から問う」として、旧学制は認識論から説くならば、現学制ほどの欠陥はなかったと述べているが、それは、現学制は人間としての最大の成長期に二度にわたって受験戦争が存在するからである。初回は、高校受験である。一流校を目指す中学校生徒ほどに中学生活、すなわち、思春期がすべて受験生活である。ここの宿痾《シュクア》については同じ『武道講義 武道と認識の理論Ⅱ』で、「思春期『認識・実体』の論理構造Ⅱ」として説いているが、人生にとって一番大事な感性の発達が最も大きくある時期であるのに、受験戦争によってそこが無惨にもないがしろにされる結果、科学的に学べる条件が大きく失われることにある。つまり、かの修行者が述べているような「自分が他に誇れる優位性があるとすれば、実体を介して、感情として先生の理論の跡を辿る」ことができなくなるからなのである。ここで彼が述べている「自分に優位性がある」とのこの優位性は、これは他に誇れる等といった言葉の比較のレベル等の浅薄なものではなく、これは学問を科学として確立したい人にとっては、まさに「地球の重み」ほどの優位性なのだと分かる必要があるのである。これは認識論の展開としてじっくり説くべきなのであるが、絶対にここが感情レベルで、感情的に分かることが大事である。これがこの感性が受験戦争が熾烈《シレツ》なほどに欠けてくる＝成長しないのである。

次回は、大学受験である。ここでは大志や誇りが一級のレベルで成長してくる高校生活たる青春時代の初期である。それがすべて一流大学への受験勉強で砕かれ、中途半端になるのである。青春時代は灰色とはよくいったもので、感性が日陰の草並にくすんでしまい、それゆえ一流への憧憬が歪んでしまっても、個性尊重とやらでごまかし・ごまかされて終わりである。ここは教育論としていずれ学的レベルでぜひに説きたいところではあるが、今は通過しておく。

振り返ってみれば、私はこの二ヵ所を全くの偶然性で見事に通過、というより、理論を感情として辿れるべく自らの認識を見事に発展させられる場として味わってきたことである。中学期は全くの思春期として、鈍才でありえたぶん、受験勉強の宿痾とは関係なく感性を豊かに成長させることができ、また、高校期はわが青春に悔いなしとしての旧制高校生のつもりで図書館にドイツ語に、そして運動に精を出してきた。

極めつけは、旺文社の受験誌に怠け心が大きく幻惑されて入学したところが、古色蒼然たる旧制高校寮だったことである。小学校から憧れて育った旧制高校だったが、例の学制改革で寸前で廃止となり、やむをえずの新制高校で読むことができた『嗚呼《アア》玉杯に』（草島時介、昭和出版）を参考書としての、旧制高校生として振るまうテンプラ学生（いわゆるコロモと中身が違うニセ学生）ならぬテンプラ生徒だったのに、入寮してびっくりしたことは、そこには時を超えての旧制高校寮の生活が実在していたのである。いいかげんなことを！　と反発しないでいただきたい。これは事実なのである。旧制中学四年卒で入学（通常は五年卒で入学）した大秀才たる仲佐寮委員長（現民放連番組部長）をはじめとして、藤野・保坂先輩らの旧制高校の生き残りが寮を統括している日本の中での唯一の自治寮がそこにはあった。寮はすべて自治であり、寮の職員は公務員ではなく、寮生が雇っていたのである。当局は一切関知できなかったのであり、そこには『嗚呼玉杯に』に描いてあったそのままの旧制高校生活が実在しており、寮歌放吟・ストーム・寮雨・便哲等々すべてにわたって経験できたことであった。

　私は新制高校でのテンプラ生活を、そこで現実として何年間も味わって、自らの青春期を無上の「男子、志を立てて郷関を出ず。志もし成るなくんば死すとも帰らじ」の大志と誇りで弁証法への学びが始まったのである。これが私の人生をどれほどに支えてくれたことか。旧制高校寮生活には無限の恩恵を蒙っているといってよいのである。最後に、旧制高校の滅多に口にも耳にもされたことのない寮歌の一つを記して、ここはお別れである。これは、今月（一九八九年六月）おそらくは新日本製鉄の会長になる三鬼　彰や、その兄貴分たる大病院長だった布施栄信や、報知新聞社取締役編集局長たる遠藤徳貞、日本鋼管（ＮＫＫ）社長山城彬成等が十代末期を乱舞謳歌して自らの感性を見事に育てた旧制新潟高校六花寮寮歌「頌春《ショウシュン》の歌」である。

（一）生誕《セイタン》ここに一年《ヒトトセ》と　春は再び廻《メグ》り来ぬ
草木緑に萌え出でて　雲雀《ヒバリ》は高く歌ふなり
若き誇りの二百人　光を浴びて丘に立つ

（四）そは歓楽に悲哀《カナシミ》を　ふと思ひ出《デ》し若人が
やがて来るべき烈日の　激しき戦《イクサ》知ればにか
運命《サダメ》の前の凋落の　一葉の影思へばか

読みとられれば理解できるように、受験勉強そのものが悪いのではない。その受験の時期こそが問題なのである。事もあろうに、肝心の思春期・青春期に、戦争状態まがいと思われるほどの非常時体制と化してしまっているからである。戦争は日常生活ではなく、それは優れて非常時体制である。非常時であるがゆえに、大抵の夢、大抵の生活は犠牲にされていく。またそれを当然とする環境が形成されても、誰もが納得させられていく。戦争は非常時だけに納得してもよい、させられてもよい。

だがこの受験という名の戦争を納得してよいものであろうか。晴れて中学生になったその時から、受験が頭の中にしっかと根をおろしたら、この思春期という初めての時を得た頭脳の働きは、一体どうなっていくというのであろうか。たしかに受験勉強でも国語・社会があり、その国語には文学があり、社会には歴史があって、人間の成長には不可欠のものではある。

だが、だがである。この思春期は大人へなりにいい、い、い、いく最初の重大な時期であり、その個としての人間にとっては初体験期であり、かつ、最初にして最後の重大時期である。身体・精神が大人になった高校生では、絶対に味わうべくもない思春期である。これは単に、認識の思春期にとどまらず実体の思春期であり、実体の思春期にとどまらない認識の思春期である。これは、認識の構造の思春期にとどまらず、実体の構造の思春期であり、実体の構造の思春期にとどまらない認識の構造の思春期である。そしてこれは、それ以上に認識の過程的構造の思春期にとどまらず、実体の過程的構造の思春期であり、実体の過程的構造の思春期にとどまらない認識の過程的構造の思春期なのである。

それに以上は、それらをふまえたそれらの相互浸透化を伴っての、それらそれぞれの量質転化化を起こしての相互浸透化であるだけに、それらは思春期の長くて短い過程的構造となっていくことになろう。

これは、「上から読んでも山本山……」のレベルのオハナシでは断じてない。逆説的に説くには、それだけの事実的事由のゆえである。この大人へなりにいく、最初にして最後の思春期時代の三年間という大切な時期を、音楽・文学書・歴史書とは名ばかりの、感性をまともに育てる過程を薄くのみ軽やかに味わってばかりで、重点は、感性のほとんど育つことのない英語・国語・数学・社会・理科の基本書・参考書に加うるに、模試・塾・宿題のオンパレードである。

だが、この時期の思春期の生成発展の過程的構造の重みを知る中学教師は、そう多くはないはずである。理由は、彼ら教師のほとんどがかくのごとくに育ってきており、同じ新学制ゆえに自らの思春期を見事に生きる術を、まともに学ぶ場を持ちえなかったはずであるから。

ここまで説いてくると、読者から異議が出てくるかもしれない。

「旧制高等学校！　といいながら、どうして新制高等学校ならぬ中学校の話ばかりなのだ」と。

たしかに、ここは新制中学校ばかりを説いている。だがこれには十分なる理由がある。

それは、旧学制ではここは感性を豊かに育てうる場として実在しえたからである。旧制中学校は、現在の中学校と異なって三年ならぬ五年制であった。それゆえ、一年、二年、三年くらいまでは望むならば受験体制とは関係なく、完全に思春期の感性に浸れたことである。特に一年、二年の思春期真っ盛りは、受験とはほとんど無縁の存在である。にもかかわらず、精神そのものは受験期でもあったのである。偏差値万能の現中学生と違って、旧制中学一年、二年頃はたとえ劣等生であっても第一高等学校（現東大）、第三高等学校（現京大）を夢見ることが可能であったものである。それだけに思春期の認識・実体は、見事なる過程的構造の相互浸透を図れる可能性は把持していたのである。

かくして思春期に、認識・実体を思春期認識・実体として持つことが十分に可能であった旧制中学校一、二年生は、学への憧れも、芸術への憧れも、自らの思春期認識・実体の過程的構造として持ち、過程的構造として育ち育て、自らの認識・実体を人間的思春期認識・実体の過程的構造として持ち、かつ、育ち育てることが十分に可能だったのである。

このように、望むならば自らの思春期を見事なる思春期認識・実体として持ちえた旧制中学校一、二年生と異なり、現中学生は一年生も二年生も望まなくとも受験そのものとの遭遇となっているのは、『武道と認識の理論Ⅰ・Ⅱ』や『武道講義　弁証法・認識への道』で数回ならず説いたようにである。

それゆえ、新学制たる中学校の卒業生は、一流高校に入学できた生徒ほどに通常は思春期が薄く淋しきものとして反映しているにもかかわらず、世間的・常識的には、その数年が自らの認識・実体の思春期として見事に（皮肉である！）成長してきた過程となる以上、自らの思春期の想い出が単に淡いもの、過ぎ去ったものとして存在するだけでなく、自らの認識・実体が見事なる思春期認識・実体へと成長していない現実を持ちながらも、そこに自らも他も気づくことのないままに、それをもしかしたら見事なる思春期・中学時代と錯覚して過ごし、そのレベルから青春期を迎えて青春時代となっていくという、悲愴な生き様となりゆくことになるのである。

（四）青春初期認識・実体の論理構造

では、高等学校としての生徒の認識・実体の構造はどうであろうか。まずは、新制の方からである。中学時代の激烈なる受験戦争を勝ち抜いてきて憧れの高校生となった生徒は、少なくとも自らが育て損なって失った思春期たる認識・実体を、その在学中になんとか回復過程へと、持っていけるのであろうか。残念ながら、否である。一流校へ入学できた生徒ほどに、より熾烈《シレツ》極まる受験戦争がまたも待ち受けているからである。自らの認識・実体が青春期とあって、青春として熟成しかかるこの大事期を迎えながら、この認識・実体のみずみずしさの成熟期たるせっかくの機会である高校生活たる青春期の初期を、受験一途でここでまた大きく失い、かつ育て損なうことになっていく。

あえて説くが、中学で育て損ないながらも失地回復とはならず、高校でまた大きく育て損なっていくことになるのであり、しかもここは、それこそ自らの大いなる一流校への真の意志であるだけに、余計に悲愴でありかつ悲惨である。因みに、ここでみずみずしく青春を謳歌するとは、志望がなんであれ、一に思想性を高く養うことであり、二に誇りを大にすること、三にみずみずしい感性を育てることである。にもかかわらず、ここには自らの意志でその条件が存在できていないのである。

仮に、そこに深く思いをいたせばなんとかなるのでは、とも思う諸氏もあるであろう。だが、残念ながら……である。なぜならこれすら、思春期に大きく育てえた思春期認識・実体の実存があってこそ可能なことだからである。それは一体なんであろうか。

端的には、対象を見事に反映する＝できる五感覚器官であり、かつ五感覚である。これがあってこそ＝育っていてこその見事なる感受性といってよいものである。

感受性は、自らが傷つくことによってだけでは、見事には育ちえないものである。これは、友人や他人の心が見事に傷つくことに、自らが見事に傷つきえてこそ見事に育っていくものだからである。

対象の反映なしには見事に育ちえないのが自らの認識であり、その一形態たる感受性である。心のみずみずしさとは、五感覚のみずみずしさであり、五感覚がみずみずしくあるのは五感覚器官がみずみずしく感じとってこそ、である。その感受性を成長させ育てる根源は、五感覚器官の成長・育ち方にこそかかっているのである。そしてこの五感覚器官とは即、実体であり、私たちの体の中へ外界を反映する五感覚器官たるそれぞれの器官そのものの単的かつ共同的育ち方にかかっているのである。

ここが一番みずみずしく育ち成長しかかるのが思春期（＝中学生活）であり、その育ちかかる＝育ちゆくみずみずしさが、大人へと大きく育ちゆく社会性・論理性のゆえに大きく思想性として羽ばたき、大きな誇りを把持することになっていくのが青春期（＝高校生活）である。

これはあくまでも思春期での大きな土台の上で、大きく実力化するものである。だからこその思春期に関わる『武道と認識の理論II』や『弁証法・認識論への道』の特別な「講義」であった。

単に認識が育つことと、感受性あふれる認識として育っていくことが大きく異なるように、実体たる身体が単に体力・体格として見事に大きく格好よく育つことと、身体が感受性を育む感覚体として大きく見事に育つこととは異なるのである。いわゆるウドの大木ではどうしようもないことが、はっきりと分からなければならないのである。我々は人間なのであるから、人間としての生生発展の過程を経るべきなのであり、本来は単に野球や空手が上手！　だけでは済まされないことなのである。では、ここを旧制高等学校はいかにあったか。詳細は次の章として、「友よ語らん」の内容の論理化がきちんとなされている小論（十年前に高校生に説いたもの、前出）を、もう一度しっかと味読してほしい。

第三章　新制・旧制中学生認識・教育を問う

（一）「友よ語らん」の論理解説

前章では、なぜ私は「歴史性ある武道空手の学びを志したのか」を説き、読者諸氏にも、武道空手を単なる実体技たる手足技＝体動技レベルで学ぶのではなく、日本文化の頂上を誇れるものの一つとして仕上げるべく高き思想性と大いなる志とを持って学んでいってほしいと説く流れの中で、現在の学校制度が持つ欠陥を、思春期初期から青春期初頭の認識・実体の論理構造で説いたところまでであった。

これは、自らの過去としての新学制を把持してきた諸氏には痛切に分かってもらえたはずである。そして終わりに「高校生に与う」の味読を願うところまでであった。本章はそこをより深く論じることになる。この「高校生に与う」の小論が、どうして対談「友よ語らん」の論理化として通用するのかが、不思議そのものの諸氏もいるであろう。あるいは牽強付会《ケンキョウフカイ》すぎるのでは？　というぶかる人もいよう。

前章に説いたように、この小論は私が、十年前にある少年が高校に入学したのを励ますべく贈ったものである。その少年は、いわゆる一流高校に合格できず、いわゆる三流高校へと落ちていかざるをえなかった。そこの無念を察して人生、意志あれば必ず道は拓けるのだとの激励を兼ねての、わが過程的人生の思想文だったことである。付記すれば、その少年は某一流大学医学部を出て、現在はまともな医師としての人生を把持できている。昔話となるが、私の旧制中学校時代には、このような教育者としての教師が、あたりまえのように存在されていたことである……。

そこで、「友よ語らん」の論理構造を説いていくことにする。そうすれば、否応なしに共通の論理が浮上してくることに気がつかれるはずである。否応なしに同じことだと理解されるはずである。それに、ここはただに学的レベルの問題ではないことに、ぜひに気づいてほしいと思う。ここに横たわる宿痾《シュクア》の論理は、現代の武道空手界にある宿痾と同じも同じ、全くの同一性といってもよい論理である。

「俺は単に武道空手というものを練習しているだけだ、そんな精神的なことなど関係ない」などと、うそぶかれないことを願っておきたい。まずは、対談「友よ語らん」に戻ってほしい。対談者の発言を借りて内容を論理的に要約すれば、以下になる。

「昔は高等学校に入学すれば大学入試はほとんど考える必要はなかった。つまり、高校入学が大学入学への合格切符みたいなものであり、入学後は受験はあっても受験戦争はなく、後はもう人生の勉強一途といってもよいほどであった。だから当時の三年間というのは、少なくとも先の就職のこととか、大学をどうしようということを考えないで、この三年間一筋に人生を謳歌しようと、何か本を夢中になって読んでみたり、一生懸命何かをやったりで、人間形成というか非常に大きい意味があったのだ、しかも、今と違って全国からそれなりの人々がそれぞれの高校に集まってきたのである」。

以上端的には、「人生、意気に感ず」として全国津々浦々から集いきたった、思想性高く誇りに満ちた偏差値教育に毒されていない秀才たちが、大学何するものぞとの意気高く、肝心の青春期を、みずみずしく過ごして熟成した思春期の土台の上に、築き謳歌できる場＝条件を持って自らに熟成しえたということである。もっと説けば、彼ら旧制高等学校の生徒（まだ学生ではない）は、青春期とあるだけに、なまじ大人になっていた東京帝国大学・京都帝国大学の学生よりは人生をまじめに思索するばかりか、あろうことか、自分の方が帝大生よりも精神的に優れているとの自信を持って自らを育て、かつ育っていったのが実際である。詳しくはいずれとなるが、ここはぜひに理解されたいところである。

だが以上は、東京帝国大学・京都帝国大学の現在たる東京大学・京都大学の学生は当然のこととして、教授陣を含めた職員のほとんどに理解しがたい事実・論理であるはずである。それだけに旧制高等学校への鎮魂歌たる次のような文章に、一掬《イッキク》の涙するなどとても思いもよらぬことであろう。

この筆をとる二、三日前、私はふたたび、思い出の駒場の丘をおとずれた。（中略）もはや、第一高等学校の門札はとりはずされ、見なれぬ、東京大学教養学部の門札が、そのかわりにかかげられている。最後の校長、天野貞祐氏が、職を賭して、学制改革に伴う一高の廃校に反対したということも、新聞紙上では、わずかのスペースを割いて報道したにとどまった。まして、夏目漱石の親友、菅虎雄教授が、渾身の情熱を傾けて書きあげた、あの見事な隷書《れいしょ》の門札が、春雨のしと降る日、感慨の涙のうちに、とりはずされたということを、とり上げた新聞は、ほとんどなかった。

（高木彬光『わが一高時代の犯罪』角川書店）

（二）新制・旧制中学生認識の相違

さて、肝心の「友よ語らん」である。旧制高等学校を語るには、まず旧制中学校からでなければならない。前章に少し説いたように、旧制中学校は偏差値万能の新制中学校と大きく異なって、ここは感性を大きく育てる場として実在できていた。内容的には二重の構造がある。一つには、旧制中学校は、新制中学校が三年間であるのに対し、五年間である。つまり、三年制対五年制である。

と説き始めると、「くどいよ、もう何回も読んだぞ！　それがどうしたというのだ」と反問されそうである。たしかにくどくある。だがここはくどくとも、くどく説かなければならないことなのである。なにしろ、肝心の思春期の認識の中身がきっちりと決定するところなのであるから。

中学校が三年制であるのと、五年制であるのとの違いは、単純に二年間プラスの問題ではなく、これは優れて量質転化の大いさの問題であり、相互浸透化の質の違いの問題である。そしてこれは、二年間プラスであることからの弁証法性なのではけっしてない。少し説いてみよう。

中学校が三年制であるということは、新入生があった場合、その新一年生にとっての最上級生は三年生である。最上級生が三年生であるということは、三年生が中学生の最上限であるということである。「分かりきったことを説くな！」と怒鳴られそうである。だが、少々辛抱してついてきてほしい。

三年生が中学生の最上限であるということは、新入生にとって、その最上級生たる三年生が中学生の上限だということになる。すなわち、その最上級生たる三年生が新入生にとっての目標であり、お手本ということになる。つまり中学生という概念を、その最上級生たる三年生を見本として創りあげていく、ということになる。良くも悪くも三年生が中学生の上限であり、そこが中学生の理想像となって、現実化していくことになるのである。

これに対し、中学校が五年制の場合はどうであろうか。当然に新入生たる新一年生にとっては、中学生は五年生が最上級生であり、その中学生の最上限は五年生である。すなわち、新一年生にとっての中学生のお手本となるものは五年生であり、その五年生をしっかりとした目標として、つまりお手本として自らを省みることになる。当然に中学生なる概念は、三年生ではなく、最上級生である五年生を見本・手本として、自らが創りあげていくことになるものである。

ここで、「それ見ろ、やっぱり二年間のプラスでしかないではないか」とつぶやく諸氏もあろう。たしかに言葉の上では二年間のプラスである。だが、よく読み返してほしい。中学校三年制は三年生が最上級生である。中学校五年制は五年生が最上級生である。何か少し分かってきたであろうか。中学校という概念、中学生という概念、最上級生という概念を中学校三年制と中学校五年制のそれぞれで創りあげた場合の違いが、諸氏にじわじわと分かり始めてくると、少しばかり冷汗が背中を流れていく思いがしてこないであろうか。

もう一度説くことにする。中学校が三年制だということは、新一年生にとって三年生が最上級生であるだけに、その新一年生にとっては、中学生なるものの上限が、質・量ともに三年生なのである。これは中学校生活すべてにわたってそうなのである。すなわち、端的には大志も、思想も、誇りも、読書も、音楽も、運動も、友人も、すべての社会環境がその小社会と直接に形成していくことになる。その新一年生は、自らの生き様のすべての見本を三年生たる最上級生に見てとり、形成されていくことになる。その最上級生たる三年生の内実が、その量・質ともに、新一年生に手本とされるのである。新一年生にとっては最上級生たる三年生、それが手本であり、それだけが手本だからである。

中学校が五年制だということは、新一年生にとっては五年生が最上級生であるから、その新一年生は、その五年生たる最上級生を中学生の上限とし、その五年生を見本として自らの中学生としての理想像を描いて、自らをそこに近づけるべく、自らを見立てることになる。すなわち、三年生の場合と同じように、五年生を目標として中学生の概念を創りあげ、それを中学生の目標として、大志も、思想も、誇りも、読書も、音楽も、友人も、すべての自らの小社会と直接に社会環境すべてにわたって、五年生たる上級の中学生としての理想に燃えていくことになるのである。

「やっぱり、二年プラスの違いではないのか」と、ここまできてもつぶやく御仁がいよう。

だが、少し考えてほしい。中学校三年制は、新一年生は最上級生たる三年生を中学生として自らの中学生活を出発するのであり、五年制は最上級生は五年生なのであるから、五年生が中学生なのであるから、新入生はその五年生たる中学生へ向けて、中学生活のスタートを切ることになるのである。

すなわち、三年制は、その最上級生たるお手本は思春期の終期ではあってもまだ思春期であるのに対し、五年制は、最上級生は思春期は卒業して青春期に入っているのである。

もっと説けば、三年生は少年プラスのレベル、すなわちまだ子どもであるのに、五年生は青春初期すなわち、見事な青年なのである。これは、思想も、大志も、誇りも、読書も、音楽も、同じ最上級生でありながら、青年と少年の差が見事なまでに存在するということなのである。

したがって、新一年生から見た中学生は、三年生が少年そのものであるのに対し、五年生は大人に近い青年そのものなのであり、中学生の概念が全く異なることになるのである。その異なっているものが異常なまでに身近にあるのに、同じ新一年生のお手本であり目標であり、それが中学生なのである。

これで新一年生が同じような新一年生として成長していくのであろうか。答は当然に否である。三年制では少年を手本とし、五年制は青年を自らの手本とする。三年制では中学三年生たる少年が上限であるのに対し、五年制では中学三年生たる少年は、少し先輩の通過する階段でしかない。日標はあくまでも青年たる中学生であって、少年ではない。

そして五年生たる中学生は青春期へ突入とあって、大志も情熱も誇りも大きくあるのみならず、読書の内容とて質的に異なり、何にもまして体格そのものが違うのである。しかもこれは単なる体格の違い、つまりウドの大木ではなく、少年と違っての青年であり、しかも三年生をぐっと下に見てとれる、実体力としても、剣道・柔道の有段者であった上級生としての五年生である。

五年生から見る三年生は子ども扱いなのであったし、三年生は自らを上級生と位置づけるには学力・実体力ともどども程遠いレベルでしかなかったのである。したがって新一年生は、中間たる三年生をお手本とも目標とも、そうしたくもなしえるわけがなかったことである。かくして旧制中学生は、新一年時からの人生意気に感ずが、大きく新制中学生とは異なっていたのであり、かく大きく出発できたところから、五年間の思春期・青春初期の認識・実体を育成していったのだ、ということである。

(三) 新制・旧制中学校教育者の実力を問う

二つには、旧制中学校と新制中学校の、教師の実力の違いがあるということである。

以下の論は、現中学校の先生には大変に失礼な言辞となる。

それは学制改革を見てとれば分かるように、旧制中学校の教師はほとんど新制高校の教師へと転進した、というより、旧制中学校が新制高等学校になったから、高校教師と化していったのである。

つまり、旧制中学校の一年生は、最初から今の高校教師に教わってきているのである。しかも、旧制中学校は義務教育ではなく、定員が限られており、一つの県に十校あるかないかの少数校であり、そこの少数の教師だったのである。当然に大志も思想も読書も出身校もと、現在の中学校教師とは育ちが大きく違っていたのである。したがって、教育者としての格も質も異なっており、生徒に対しての接し方とて異なっていたのである。すなわち、中学三年を上限としての教師と、中学五年を上限とする教師の新一年生に接する在り方が質的に違って当然であり、ここからも新一年生の中学生像が、大きく異なることは理解してもらえるであろう。

ここの流れを野球部を例に説けば、新制では野球部の新入部員たる一年生は最上級生が三年生であるだけに、その三年生が手本であり上限となる。つまり、中学野球の上限が三年生の実力であり、それを手本にするしかないものである。ここを旧制では、五年生が最上級生であるから、その五年生の実力が上限となり手本である。しかも三年で完成させられる新制の一年生と、五年が上限である旧制の一年生とでは、学び方、学ばされ方が異なって当然であろう。ここで一番違ってくるのは、認識の上では精神の中身であり、実体の上では野球技の基本の熟成力である。同じく中学一年生で野球を学ぶとはいっても、一方は三年生たる少年野球が上限として学ばされ、他方は五年生たる青年初期野球が上限となる。否応なしに、基本技の一つ一つの熟成度が質的に異なっており、一方は青いリンゴであり、他方は赤いリンゴである。しかも、新制中学校では、それでもきちんと試合があるのである。

旧制での基本技の習熟にかける一体何割を、試合に用いさせられることになるのであろうか。それも上限すらが未熟であるというのに。まだある。新制の監督は中学校の教師であるが、旧制のは今の高校の監督である。技術力・指導力ともにどちらが上か一目瞭然であろう。それらが新一年生の指導者なのである。しかも、一方は習熟が三年間、もう一方は習熟が五年間とある。結果としてどれほどの差が、新一年生につくのか考えてみてほしいことである。以上、新制と旧制の相異を野球を例に簡単かつやさしく説いてみた。以上をふまえて、駆け足的旧制高等学校論である。

旧制中学校の五年にわたる思春期・青春初期を育てて、見事に旧制高等学校生となった生徒は「全国から集まっ」て、それまでに育てられた、かつ、育った諸々の地域の諸々の個性でもっての全寮生活が始まることになる。そして高等学校に入ったら「一種の大学に入る入学試験みたいなもの」だけに、「三年間というものは」「先の就職のこととか、大学をどうしよう」とか考えることなく、「以後は人生の勉強だ」として「人間形成」に身を委ねることすらがまともにできたのである。

これは青春期の真っ盛りを、「人生、意気に感ず」として冒頭に再録した「高校生に与う」そのものの生き様を演じきれた！　ということにある。次の寮歌は、おそらく現今の教師・生徒にはさして理解されまい。そのゆえは、旧制中学生と新制中学生の育ち方・育てられ方の志の大いなる差にあるのだから……。

生誕ここに一年と　　春は再び廻り来ぬ
草木緑に萌え出でて　　雲雀は高く歌うなり
若き誇りの二百人　　光を浴びて丘に立つ

旧制中学生として世界を自らの人生、日本の運命を自らの手にとの希望が芽生えかかって入った旧制高校に、同じ夢、同じ志を抱いた若人が全国津々浦々から集いきての、諸々の個性を合わせての全寮生活として競い合えば、いかなる量質転化を起こし、それがいかなる情熱となるかは、まじめに野球の日本選手権の熱狂のレベルで考えてもらうしかないのである。しかも、それを思想性高く誇りを持って！である。これが「若き誇りの二百人 光を浴びて丘に立つ」との言葉の論理構造であることを、個性的に育つのだと自惚れて、自らの認識を薄く淡く育ててしまった現代の教育者と称する人に、いかにしたら理解してもらえるというのであろうか。

第二編　大学生に、「哲学と世界観」を説く

第一章　獨協大学松丸壽雄、武道研究高岡秀夫両学究に

（一）私の人生信条とは

本章は、ガラリと趣を変えての展開となる。

私は元来、弟子以外の新規の人には関わらない主義であり、関わりたくもない人間である。したがって、執筆の依頼も、取材の申しこみも、出演の申し出も、ほとんどにわたって断ってきている。そのために、随分と気を悪くされた方もあったはずである。なぜなら、通常、出演、取材、執筆、講演などの依頼をムゲに拒絶する人はいないものであり、それだけに依頼する側の方は承諾の可能性を持って事にあたるだけに、断られた経験はそう持ってはいないはずである。それだけに、私に対しては、さぞかし「思いあがっているのでは」との感もあったであろう。だが、私は思いあがったことなど一度もない。ならばなにゆえか、と問われるであろう。私の場合、理由は単純である。

それは、思いあがりたくない！　からである。思いあがることは、簡単に堕落への道につながるから

である。自らの目的への道を、自らが閉ざすことをしてしまうだけだからである。

私は、千載青史に名を残すことを、自らの目的として人生を出発してきた。これは『武道と認識の理論Ⅰ』でもしっかりと説いているように、である。それゆえ、武道の弟子以外には主として自らの学的研鑽に強く役立つことだけに人生を生きることにしている。端的な理由は、それは自らの堕落につながるからである。私は、いわば平凡極まる人間である。人並の欲望はむろん、ある。そしてそれは、自らを大いなる情熱の持ち主と簡単に自らに見なしてしまいかねない。つまり、私は人並の情熱性にあっさりと負けてしまうほどである。出演、取材、講演などは、いわば世に出ることである。人間、誰しも世に出たい、出世したいものである。だがこれは大きな落とし穴となる。

なぜかと説くまでもなく、自らの大切な精神が弛緩《シカン》するからである。誰が一体取材、出演の真っ最中に、自らの人生を賭けた学的研鑽の認識＝精神を保てるというのであろうか。誰が一体、八千メートルもの氷壁に挑んでいる最中に、ヘリコプターからの取材に応じるというのであろうか。

人間は誰しも弱いものである。一度、取材に応じると、次の取材に対して断れなくなるばかりか、二度が三度となっていけば、精神の荒廃は見事なまでのものとなっていくだけである。

これはかつて、『武道への道』所収の「極意への道」できちんと説いたように、である。それだけにこれは、修行途上・学究途上の人間としてはそうありたいわけがなく、義理がからんでも、あってよいわけはないというのが私の信条なのである。そればかりではない。これが二度が三度となれば遂には麻薬と同じく、自らが求めて世に出してほしくなったとなれば、哀れ！　以外の何物でもなくなり、世の中の晒し者ともなりかねないとの怖さが私にはあるからである。

再三説くように、私とて並の人間であり、簡単に世に出たい感情が人一倍ある。だが出てしまえば直ちに堕落するのは目に見えている。しかし私には、歴史上の人物と肩を並べたいとの野望がいまだにある。そのためには、歴史上の人物との交流が何よりであり、彼らと交流し、彼らに学んでいれば、堕落のしようとてないからである。

現在の人の評価など、論理上からいえばどうでもよいことだからである。なぜなら、歴史の評価に耐えうるほどのものが、その時代の大多数に受けいれられるわけもないからである。目的は現在ではなく、未来たる歴史である。現在の人物で、歴史性ある存在が幾人くらいいるかは、これは考えるまでもないことである。それだけに現在の人物を相手にしていては、自らが大きく好んで、自ら墓穴を掘ることにいそしむことになるだけである。それゆえ私は、約二十年前の初出版たる『武道の理論』の頃から、自戒に自戒を重ねてここまでやってきているのである。

それにしてもあの頃の読者の好意振りは熱い以上のものがあり、私は茫然自失の体であったといってもよい。現在の読者にはおそらく理解不可能であろうが、武道の世界、運動の世界を理論化したのは、私が人類最初だったのであるから。取材・出演依頼がどれほどのものであったかは、文学で、「なんとか賞」をとった例に近く考えてもらって結構である。なにしろ私一人であったのだから、世界的に見ても、武道の理論家は。私は、それらの攻勢をすべてにわたって拒絶してきたといってよい。「バカか！」とまでの毒舌を吐いた編集者もいたほどである。それだけに十年もすると、誰も私を相手にしなくなっていた。またそれゆえにこそ、より実力の向上を重ねてきている現在があるのだ、と思っている。もしあの頃の私が、自分に十分な自信があったら、天上天下唯一人との自惚れを持つことがあったら、幾つかの取材・出演依頼に応じていたら、現在の私は、歴史性を持った私は実在しえなかったといってよいであろう。

なぜなら当時の私は三十代後半であったからである。誰も気がついていないことであるが、三十代後半というものは、学的論理能力が恐るべき勢いで増加してくる時期である。それだけでなく、三十代後半からの二十年が、人生特に学的人生にとって最大の盛りを迎える季節であり、旬なのである。

私は、ここを、自らが世に出ることを断ったお蔭で、見事に学究の時期となしえたことであった。もし私が、ウハ、ウハ、とばかりに二十代から三十代の前半のエドモン・ダンテスレベルの獄中まがいの苦しみを取り返すべく、世に華やいでいったとしたら、現在は、阿呆そのものの人生となっていたはずである。私は世に溺れない自信など全くなかったから、ありあまる申し出・好意的条件をことごとくにカットしてきたのであり、それが全くの正解だったことである。それだけに本『講義』の端緒であった『月刊空手道』誌の執筆依頼も、再三にわたって断り続けてきたのである。依頼に応じたのは実に七年目のことである。理由は、本『講義』連載にあたって、「序の序」に述べたような、「人生、意気に感ず」があったからであり、つまり、当時の編集長の情熱にほだされたからであり、他意はない。

以上、私が他人に関わらない、かつ、世に出ない理由を述べてきたが、端的には、わざわざ自らの手で堕落していくほどの、自信も実力も暇もないから、である。それだけに私は、武道関係・空手関係・スポーツ関係の書物・雑誌はほとんど目を通したことがない。理由は、浮かれたお祭りレベルの大会などは目の疲れになるだけだからである。こんな私であるだけに、内野、外野を問わず評価のよかろうはずがない。彼らから、自らの理解できぬ能力を棚に上げての、あらんかぎりの中傷がかまびすしくあっても当然であり、私もそれを心得ているだけに、蚊に喰われたほどにも感じはしないのである。

そんな豚に真珠みたいな風潮の中で、意外なる風聞が伝わってきたことであった。それは冒頭に掲げた松丸壽雄《マツマルヒサヲ》、高岡英夫《タカオカヒデオ》両学究に関わる。前者は、獨協大学で哲学を講義している学者とのことである。後者は、最近とみに武道関係の書を上梓している、若き理論家とある。

意外なる風聞とは「何か」といえば、両学究とも私の武道論を高く評価してくれて、私のまじめな理解者たらんと努めての、好意ある態度だということ、これである。最初は、これは信じがたかったものである。なぜなら、私の著作を一、二冊でも読んだ諸氏には常識であるように、私は現代を生きてきた・生きている学者なるものをあまり評価したことがない。特に哲学者、武道学者を自称している人に対してはそうである。それだけにこれは意外であった。

私の信条からは意外なだけに、この両部門関係者からの好意ある評価があったとすれば、自らの両部門への評価を一部、改めなければならぬ、としてあえて一筆することとなった次第である。

あらぬカングリをしたい向きに、念のための一筆を加えておくことが大事であろう。

それは、この両学究はけっして私への阿諛追従《アユツイショウ》からでもなければ、エピゴーネンでもないということである。これは両学究の名誉のためにきちんと記しておきたい。両学究と私は、その学的立場が明確に異なる。というのは、両学究とも、私の世界観、科学観、哲学観、武道観とは大きく対峙《タイジ》する存在だからである。それが私への好意ある理解を示されたとあれば、人間として相応の態度で応えるのが、当然の礼儀というものであろう。それだけに本章は、両学究を特に意識しての論の展開となる。とはいうものの、本章は両学究に直接に宛てるわけにはいかない。理由は、本『講義』があまりにも難解かつ一般的すぎるとの苦情があるとの意を受けてのことだからである。

そこで本章では、『全集』第十巻『武道哲学　武道と認識の理論』第三編「高校生に説く特別武道哲学」を進めて、「大学生に説く特別武道哲学講義」として説くものである。

(二) 認識論解説――大学初級生に

近頃の大学生の頭脳活動が少しも優れたものにならない身近な理由の一つに、新聞をまじめに読むことがほとんどない、特に「社説」などに関わる小論を直接にかつ、まじめに読みこまないことを挙げるべきであろう。これでは、大学生としては当然の風潮であるにしても、諸氏が社会人ともなれば、そうはいかなくなること必定である。なぜなら社会人ともなれば、当然ながら人格というものが問われることになっていくからである。これは、社会に社格なるものが存在するように、である。

諸氏の誰しも、好んでブラック企業へ就職したいと思うわけがないのは、その企業の社会における格が低いばかりか、嫌悪されているからでもある。これは当然である。だから、大学生のうちに、しっかりとした会社（社格のある会社）に就職するためには自らの人格をしっかりと創っておくべきである。その人格を創っていく第一歩は、漢字をきちんと使えることである。そのためには、辞書でいつも確めることを惜しんではならず、すなわちそんな漢字は当然知っている、とばかりに怠けていると、とんでもない陥穽《カンセイ》が待っているものである。

それればかりではなく、ともかく新聞の一紙くらいは……毎日まじめに読み通すことが大事である。私は小学生時代からしっかりと毎日、新聞を読んできている。新聞は記事のみならず、広告も大切である。記事にはない社会の変化が見てとれるからでもある。現在の私は数紙の新聞を読んできている。余談ではあるが、某国家公務員対策校では、「毎日の新聞を必ず読むべし」との教示がなされているとのことである。たしかに、国家公務員試験の問題はほとんど新聞記事が基礎となっているといってよいくらいだからである。但し、数年間分は読み通していないと、問題は解けるものではないが……。

作家石坂洋次郎の書いた青春ドラマ『青い山脈』（新潮社）を読んだことのある大学生は、まずいないと思うが、暇を見つけて読むことを勧める。なぜなら、あの小説はとても大学生には役立つ面白さがあるといってよいからである。あの中で恋文（ラブレター）が読みあげられる場面がある。そこを簡単に紹介すれば、「変しい、変しい、私の変人新子さん。僕は毎日脳んで脳んで脳み死ぬ思いです」といった類いの文章だったような記憶がある。諸氏だったら変・脳を正しくはどう書くべきかは分かるはずである。

誤字そのものがどう問題なのかは、端的には、本当に心からの尊敬の念を抱いた相手への手紙が、こんな誤字だらけとあっては、これは大変なことである。その手紙の主が自分だ、と相手に二重化できれば、他人にとっては腹をかかえての大笑いであっても、その当の自分には、人生のすべてがなくなるほどの悲しい出来事となりかねないからである。ましてやこの小説のように父兄理事会（現在のPTA）で読まれるハメになっては、である。できたら、この『青い山脈』をDVDででも味わっておくべきである。そうすれば、漢字をおろそかにしている諸氏も必死になって辞書にあたるようになれると思う。

そこで近頃の大学生がどのような字を間違いやすいのかを、一つ二つ挙げておこう。

辛棒→辛抱《シンボウ》　仇花→徒花《アダバナ》　由縁→所以《ユエン》

どれも下の方が正解だと分かる諸氏でも、うっかり上の字を書いてしまいかねないからである。

その点、私は鈍才でもあり、自分が鈍才であることをよく自覚しているので、辞書にはきちんと世話になる日常である。これも再三辞書の世話になっていると、辞書を引かないではおれないものであり、これも弁証法でいうところの量質転化化の一つというものである。

他事であるが、ここで少しばかり弁証法の学習をしておこう。私の文章に弁証法の言葉が時折出ることになるが、その一つに、量質転化化というのがある。ここで熱心な諸氏から質問を受けることになる。それは量質転化のミスではないのか？　と。たしかに初心者には不思議に思えることであろう。解答としては、この二つは同じ概念ではない！　ということである。

量質転化はエンゲルスの発見した科学としての法則そのままなのであるが、これは少しというか、大きくというか、量質転化化はその対象としている事物・事象が量から質へ転化を起こし続けている過程・流れをいうものである。簡単には、量質転化はその結果を説くものであるが、量質転化化は結果に至るまでの過程そのものが結果へ向けての諸々に変化中の論理を説くのである。たしかに一見、同じように思えても内容は「ゾル」と「ゲル」ほどに違うのである。武道空手の技を例にすれば、「技」＝「仕上がり」に対する「技化」＝「仕上がりかけている段階」の違いなのである。

それはさておき、前にも説いたように、武道空手の事例よりは、まずは、頭の中の整理の方が先である。なぜなら、人間は頭脳すなわち、脳（細胞）を本能から、いわば解放して、自分の意志で働くように創りだしたからこそ、猿から人間になれたのであるから。それだけに脳から頭脳への人類レベルでの創出過程を、しっかりと勉強しなければ人類誕生の謎は解けないものである。

「人類誕生？　そんなの私には関係ないよ」とそっぽを向く諸氏がいるかもしれない。たしかにこれが人類誕生レベルの謎解きであるのなら、学問なんか関係ない、で済まされもしよう。だが、である。ここをまともに分かることが、将来の人生問題の山場を越せることにもなる大事性なのである。たとえば、諸氏が結婚して子どもが誕生した後の事柄に関わることでもあるのだから。子どもに関わる運動神経というものが先天的にあるのか、子どもがグズだといわれたらどうするのか、つまりグズというのはどうしてグズなのだとの謎解きに大きく関係してくるのだ、ということであるのだから。

ここは将来のそのようなことまで、しっかりと関係があるのである。ここはまずは観念して、頭脳の問題からを分かるべく決心することである。そのために、一番大事なことは、頭脳（活動）とは何か、を問うことであるが、それは端的には、人間の頭脳活動の本質及び活動の構造を究めることである。ここで活動の構造を究めるとなっていて、現象を究めるとなっていないのは、これはもう現象は解かれているからにすぎない。

さて、この頭脳（活動）の問題に歴史的にもっとも深く関わってきたのが、大学生なら誰もが知っている哲学である。その哲学への道を切り拓く端緒になったのがギリシャ時代の思惟に関わっての矛盾という論理である。その思惟の矛盾を一方的・徹底的に究めたのが、いわゆる「ゼノンの詭弁《キベン》」といわれるものであるが、私はこれを「ゼノンの絶対矛盾」と訂正すべきだ、としているのである。

それはそれとして、古代ギリシャ哲学全体としては、ここを統一的に捉える方法（法則化）へと向かっていった。すなわち、思惟の矛盾を対立の統一と捉える方向へと発展していくことになったのである。結果としてこれが弁証法として花開くことになるものであったといってよいのではあるが、この弁証法として花開くまでには、単純なソクラテスの問答からプラトンの本物の問答法たる「合宿生活での大討論の年月」としての鍛錬があったことである。

そしてここを、個人としての学的原点を持ったのがアリストテレスであり、二千年の時を経ての弁証法を駆使しての哲学の時代的完成者が、かの大哲学者たるヘーゲルである。この点、現代に至るも、初代弁証法（古典弁証法）の完成であり、かつ初代哲学の完成である、アリストテレスはあまりにも不当に低く評価されている。しかし一面ではこれは仕方のないことかもしれないのだ、といってよい。

なぜなら、アリストテレスの死後、時代が流れるほどに彼を理解できる哲学的論理能力を把持できる学者はヨーロッパには存在しえなかったからである。以後、スコラ学派の重鎮トマス・アクィナスが出ることによって、中世のヨーロッパでアリストテレスの密やかな復活があり、その大著たる『神学大全』を経て数百年後に出てきたアリストテレスに匹敵する学を形成できた大哲学者たるヘーゲル以外に、彼、アリストテレスを神棚に祭りあげることはあっても、学的にきちんと評価しきれた哲学者が存在しえなかったからである。これは大きく学的論理能力の問題である。それだけにここで本来ならヘーゲルの『哲学史』『大論理学』に説いてある、彼、ヘーゲルの見事なまでのアリストテレスへの評価を入れるべきであるが、残念ながら、大学初級生たる諸氏には理解は無理というものである。簡単には、ヘーゲル以外のほとんどの哲学者は、アリストテレスを論理的には捉えられても、理論のレベル、すなわち論理学という学的レベルで捉えきる実力を把持することがなかったからである。

もっと説けば、アリストテレスの時代の論理とはいかなるものかを、本物の論理のレベルから視てとる実力がないので、その論理を事実のレベルから見てとるしかなかった、そのような実力しかなかったからに他ならない。というのは、このアリストテレスを理解できるためには、ヘーゲル論理学の基礎レベルともいうべき、思弁と形而上学について説くことが必須なのであるが、ここは説いたように、大学初級生には理解が困難なのである。それで、ここは省くしかない。

だが、それでも！　と思う諸氏は、本書に収めてある、特別講義たる「武道哲学講義〔Ⅶ〕」を参照されるとよい。そこには、詳しく説いておいてあるので……。

さて、結論から説くならば、哲学はいわば学一般ともいうべきものである。その学一般の中身を端的には、個別の学に収斂《シュウレン》する学という学を研鑽《ケンサン》し、その構造的一般性から発展して自然一般学、社会一般学、精神一般学レベルで総括した後、それを体系性を把持するべく統括、かつ熟成されて後、哲学として形成されるものである。このような学問としての哲学の真の完成に〔端緒〕をつけえた人物が、大哲学者たる古代ギリシャ時代に生きたアリストテレスであり、中世のスコラ学派たるトマス・アクィナスの『神学大全』であり、ここを経て、この後二千年にわたる時を得ての時代的完成者が、これまた大哲学者たるヘーゲルだといってよいのである。

別言すれば、学問レベルでの哲学形態の完成に関わる出発点をなしたのがアリストテレスであり、その途上で道筋となったのがトマス・アクィナスであり、学的哲学の終結点たる学的哲学の完成形態を、体系として果たそうとして奮闘したのがヘーゲルなのである。これは両者（に加えてトマス・アクィナスも）ともに、その時代性を学的に生きえたからの哲学形態なのである。

古代ギリシャ時代は、人類文化の一般性的完成への曙《アケボノ》の時期であり、これが学完成に向かうには（＝哲学が学的形態を内に含んでの体系へと発展するには『神学大全』を経ることによっての）、認識と個別的学の二千年に及ぶ発展が必要だったのである。この二千年を学的個人史として生きることが、哲学完成の必要条件だったのである。前者の時代性を見事に生きたのがアリストテレスであり、中間地点を示唆したのが『神学大全』であり、後者がヘーゲルである。現代の哲学者には、もちろん当然に、その時代的歴史性をふまえるだけの実力のある人は残念ながら存在していない。これは哲学の学的体系化を図って努力したヘーゲルの実態すら理解しきれていないからなのである。ここはまだ、現代の学者の誰にも難解なレベルなので、『全集』第三巻で説くこととなる。但し、私の弟子には理解可能なレベルの人物が数人はいるので、私の日本弁証法論理学研究会のゼミでは数回ならず、説いてきている。

(三) 認識論とは何か

では、というところで、大学生の実力措定に弁証法に加えて必要な学的認識論について説いていくことにしたい。そもそも、現代の大学生には、認識論とは何かがどうしても分からない、との声がしきり、である。これは無理もないことである。なぜなら、本来認識論を専門としていなければならないはずの、その専門家たる哲学者が、誰一人として分かっていないのが現実なのであるから。それゆえ、これは大学初級生の能力の問題では全くないのだ、と断言してよいことである。

端的に、あるいは一般的に説くならば、認識論とは認識のすべてを問う学問である。そもそもその認識とはこれまた端的かつ一般的には、人間の頭脳活動に関わること、つまり、アタマの働き・ココロの働きのことである。それだけに認識論とは、認識を「問うて」「論じる」ことであり、これまた端的には、人間の頭脳活動たる認識を歴史的・具体的に探求して、それを論理化し理論化して体系づける学問なのである。これには大きく分けて三つの部門がある、といえよう。

一つは、人間はどのように発展してきて人間となったのか、を「認識」から捉え返した人類の認識としての発展過程の論理構造を説くこと、である。

これは大変に難しい言葉ではあるが、ここを世界歴史で考えてみるならば、いささかのヒントにはなるだろう。それは、世界歴史は、国家の興亡の歴史として書かれているのは常識である。そしてその流れで国家が次第に発展（または滅亡）して現代に至っている。そしてそれを大きく区分すれば、人類の曙、古代、中世、近世、現代となっているように、認識論も人類の曙である、猿から人間への進化で認識の果たした役割、認識の発展の形態などを国家とか政治とか、経済とかに小さく的を絞るのではなく、人類の文化一般の源泉たる人間全体の頭脳活動、すなわち、人類全体の「認識」そのものに的を絞ってその歴史的発展の流れを究明するものなのである。

これは文化史の流れ一般とはいえても、その文化一般の最高形態である学問、しかもその頂上を究めることによって成立してきたところの哲学の具体的・歴史的存在の仕方の論理構造を究明把握することによって成立することになるものである。これはいわゆる哲学の歴史そのものではけっしてなく、哲学の生生・生成発展の歴史形態の論理構造を把握するものなのである。ここをなんとかやれた人物が歴史上、ただヘーゲル一人のみという現実を、しっかりと覚えておくことが大事である。

教材としては、ヘーゲル『哲学史』が基本書となり、同じくヘーゲル『歴史哲学』がその要《カナメ》となることは覚えておくべきことである。理由は「これ以外にはまともな著作はない！」からである。

「他の哲学者の著作では駄目なのか」と質問したそうな大学生もいるはずである。答は簡単である。絶対に駄目である。「なぜなのか」とまた反問があるはずである。

これは「認識とは何か」が分かれば簡単なのであるが、大学生レベルの実力ではまだまだ無理である。それでも、必ず理解できるように努力することが大切である。そうでなければ、諸氏の未来が仮に武道空手に関わる問題すらまともに指導できるわけもないからである。

哲学者ヘーゲルを説きながら、どうして武道空手といった話になってくるのだ、と問う諸氏もあるだろう。だが、哲学者ヘーゲルが武道空手になんの関係もないと思ったら大間違いである。たしかに彼は歴史的な大哲学者であるが、それだけに彼の学問の実態は武道空手に非常に役に立つのである。この私がそうであっただけに、ここは信じてほしいものである。

それにしても、哲学とは何か、そして真の哲学者とは何か、もしっかりと把握してもらう必要がある。そうでないと、武道とは何か、そして武道空手とどう関係するのかすら分かることはないのであるから。「なぜか?」とまたも問いたいかもしれない。ここで疑問を持つな、と説くのではない。なぜなら疑問を持つことはとても大事なことだからである。だが、実力以上の疑問はあまり持たない方がよいのである。喩えれば、武道空手の初心者が、「組手における捌《サバ》きとはなんなのか」といった類い、あるいは、「組手で廻し蹴りと前蹴りはどちらが有効なのか」といった疑問を持つことなどは、初心者には意味がないからである。

疑問に思ったから聞いたのに、何がまずいのか、と問いたいと思う。だが、これなどはあまり意味がないからである。それは答を出してやっても、理解できるほどの能力がないからである。どのくらい意味がないのかといえば、小学生に微分方程式の問題の答を教えてやるようなものだ、で分かってよいことである。小学生はたしかに数字は分かるであろうが、しかし数字が分かれば数学が分かるというわけにはいかないことくらい、誰にも常識というものである。その通りに、蹴り技の有効の論理は、まずは茶帯をとり、十分なる基本の組手を身体が覚えるレベルで訓練した後でなければ、知識としてはともかくも、練習に熱中できるレベルで分かることなど、絶対にない、というよりあってはならないからである。理由は、そのような馬鹿なこと！　をしていたならば真の達人には、まずなれないからである。

第二章　哲学と世界観——大学初級生に

(一)　哲学と世界観

大学初級者に認識論の解説はどうであっただろうかと問うならば、「とてもじゃないが、難しさも難しさの極みなのでまじめに読むのは大変であった」との声が返ってきそうである。

たしかに、認識論の解説といいながら、しかも大学初級者へと銘打ちながらにしては、大変に難しいものだったと思う。少し弁明をすれば、私はどんなにやさしく説こうとする中でも、その対象に関わっての論理の高みだけは、必ず世界最高レベルを維持したい、との強い誇りがあるので、どうしても知らず知らずのうちに論理のレベルが高くなってしまうのである。

そしてその都度、自分でも思い返している。もっともっと相手の立場に立って、少しでも相手に分かってもらうべきではないのか。なんにしても、私の熱心な読者のはずだから、なんとかして相手のレベルにおりていくべきだろう、と。それだけに前章も大変に難解だったはずだと十分に反省しきりである。

そこをふまえて、少しばかり前章の解説を付加しながらの続編としたい。

さて「哲学とは何か」をやさしく説きたいのであるが、どう説いてみても大学の初級者には分からないとの思いがまず走ってしまう。というのは、学問史上、哲学とはを学的レベルで解（説）きれた哲学者は、歴史上僅かというか数名だけというか、そのくらいなので、当然に現代に哲学を唱える人の中に、哲学者としての実力を把持している存在は零に等しい有様なのである。

どのような現代哲学書の、どれ一つにも、学問レベルで哲学を解（説）いたものはない。大学生の諸氏がどんなに歯ぎしりして努力しても無駄なわけは、そういう現実だからである。それだけになるべく分かってもらうレベルで説いていくことにしたい。


やさしく説けば、哲学というものは「人類の歴史をふまえて、全世界（森羅万象《シンラバンショウ》）を自らの掌《タナゴコロ》に載せるべく理論的に体系化した学問のこと」である。すなわち、全世界＝森羅万象《シンラバンショウ》を、自分の掌を指すがごとくの容易さで論理的かつ、体系的に説くべく創出した学問のことである。「なんのことだか分からない」との反問がありそうである。では、ということで次の言葉はどうであろうか。「哲学とは、全世界＝森羅万象の事実に関わる論理を自らの一身の実力すなわち自家薬籠中《ジカヤクロウチュウ》の物と化すことである」。

それも難しいな、と思うのなら、少し幼児レベルでの話で説くことにしよう。

人間にはすべて口があり、その口の中にはズラリと歯が生えている。

その歯は、「では、一体なんのために存在しているのか」と問われれば、食物を噛んで食べるためだとなる。「では、どの歯でその食物を噛んで食べるのか」と問われたら、どう答えるかは以下であろう。「それは、どれという特別のことはなく、とにかく歯で、だと思う。とにかく全部か半分か知らないが、口の中の歯のどれかという区別もなく、ともかく歯で噛んで食べるのだよな」となるであろう。

何が問いたいのかと反問があろう。端的には以下である。口の中の歯の働きをすべてひっくるめて、食物を食べる時の、その食物を噛むこと、その一般性が哲学とは何か、の解答なのである。

そして、三十数本ある、歯のいろいろのそれぞれ、つまり、犬歯、臼歯などのそれぞれが、喩えるならば個別学問たる、物理学、生物学、政治学、経済学と考えてみてほしい。犬歯（たとえば物理学）一つで、食物（全世界）はきちんと噛めないはずである。臼歯（たとえば政治学）一つで、きちんと食物（たとえば国家全体）を噛めはしないであろう。しかも、三十数本の歯のそれぞれを仮に独立的に使っては、絶対に食物を食べるためにきちんと噛めることなどありえないものである。

理由は簡単である。それらの歯は独立的に存在しているようでも、けっして独立的に存在できてはいないからである。全体の中の歯として食物を噛んで初めて、歯は歯の役目を見事に果たしきる（果たしきれる）ものだからである。この喩えのように、個別の学問たる政治学、経済学、生物学、物理学、化学なども、個別的には、森羅万象たる世界を解明することは到底可能とはならないのである。

なぜなら、全体の歯から歯を一本抜いて口の中から出したのと同じく、物理も生物も政治も経済も森羅万象の、つまり全世界のある特殊な性質に着目して、その性質だけを外に出してそれを中心にしてそれだけを研究したものだからである。食事をするには一本だけの歯では役に立たないように、個別の学問一つ一つでは、全世界はどうにも把握できないのである。

このように説くと、だったら個別の学問を全部集めたら役に立つのではないか、との反問もあるはずである。たしかに現代においては、個別の専門分野の学者を集めた学際協力とやらの集団があるにはあるといってよい。だがこれは役に立つのであろうか。否である。歯の例で考えてほしい。歯を全部集めたら、それできちんと噛めて、しっかり食べられるのかといえば到底駄目である。一本一本と別々にしてしまった歯はすべてを元へ集めたにしても、どうにも役に立つことはありえないのである。

だからこその、全学問を一身に集めて学一般となった学問が必須なのであり、これが哲学というものの実態であるだけに、すなわち、だから哲学なのだと理解できるべきなのである。端的には、これらをまずは総括し、そこからこれを統括して働かせ、かつ、働きとして一体化しえたものが哲学の働き、つまり「哲学とは何か」の真の解答なのである。それゆえ、真の哲学者への道とは、けっして単純に哲学として存在しているものを学ぶことでも、それを研究することでも全くなく、これはあくまでも、個別の学問のそれぞれの分野の個別性たる物理とか化学とか政治とか経済とか歴史とかの構造をしっかりと究明し、その個別性の構造の中に横たわる共通性の論理の一般化への過程を、ていねいに学びきって歩いていくことの中にこそ、哲学を学ぶ大道があり、哲学とは何かを知る術《スベ》があるのである。

だが、現実にはこのような歩みをなしえた人物は、歴史的に見てもせいぜいアリストテレス、トマス・アクィナス、カント、ヘーゲルくらいのものである。「本当なのか、それは？」と誰しもが疑いの眼《マナコ》を向けたくなるであろう。なにしろ、哲人とされているソクラテスもプラトンもそして、デカルトやベーコンすら私は挙げていないのであるから。それにしてもなぜ少数の哲学者しか歩けなかったのか、との疑問もあるはずである。答の代わりに、次のことで分かるはずである。

まず、『アリストテレス全集』の目次を図書館で見てみることである。そして次に、ヘーゲルの『エンチュクロペディー』の目次だけでも見ることである。そうすれば、この目次をまじめに見なくても眺めただけでもびっくりするはずである。あまりにもの膨大さに、である。だが、あの程度のことができなければ「哲学への道」は到底歩けないのである。だが、残念なことに現代人は誰一人としてここを分かることはない。ヘーゲルのモノした『エンチュクロペディー』とは、原題を簡単に記すならば、「哲学のための諸々の学問の綱要」(*Enzyklopädie der philosophischen Wissenschaften im Grundrisse*)というしっかりとした書名である。端的には、哲学を究めるための諸々の学問のいわば構造論なのである。

この書物程度の実質を自分の実力として初めて、哲学は構築可能になるのである。だから、アリストテレス、トマス・アクィナス、カント、ヘーゲルくらいしか存在できていないのである。

他の哲学者とされている人は、ここを逃げてしまったか、あまりにも簡単に哲学と称する書に学ぶのみで終わってしまって哲学構築への努力を怠けてしまったのだ、という淋しい歴史上の現実が二千年にもわたって続いていた、ということなのである。

（二）西田哲学『善の研究』について

「それにしても日本には哲学を学問となしえた人物はいないのか、西田哲学という言葉を聞いたことがあるのだが」と高校の授業で教わった諸氏は問いたいであろう。だが、である。もしも日本でどうしても評価しなければならないとすれば、西田幾多郎《ニシダキタロウ》より田辺　元《タナベハジメ》を挙げるべきである。たしかに西田幾多郎は『善の研究』（岩波文庫）でとても有名である。だが、『善の研究』との題名を見れば分かるように、善《ゼン》とは、善悪といった人間性の問題であり、これは認識論の問題そのものである。それだけに、西田幾多郎は認識論ならばともかくも、哲学者としての評価は、本当はあってはならないものである。それだけに哲学的実力は田辺　元が見事に上である。これは両者の著作を見るだけで一目瞭然《イチモクリョウゼン》となる。それにしても私は、偶然に『善の研究』をまじめに読んだことがある。というのは、ある人学の哲学の授業で『善の研究』を教わっている学生が質問してきたことがあったからである。少し説いてみよう。

端的には、この『善の研究』は、そして特に、「第一編　純粋経験」は、哲学ではなく、全くの個別学問たる認識学＝認識論の一端というべきものである。西田幾多郎は「此書（の）第一編は余の思想の根底である純粋経験の性質を明にしたものであるが、初めて読む人は之を略する方がよい」といかにも大変な学問としての論理が展開されているかのように説いているが、これは高校生にも分かるくらいの内容であるだけに、認識の研究として特に優れたものとは思えないレベルである。

また彼は、たしかに「純粋経験を唯一の実在としてすべてを説明して見たいというのは、余が大分前から有って居た考であった。初はマッハなどを読んで見たが、どうも満足はできなかった」とも説いてみたりしている。では彼は、この純粋経験なる、当人にとっては哲学上の、学問的には認識論の問題を解きえたのであろうか。端的には否である。なるほど言葉としては懸命に、苦心惨憺《サンタン》してなんとか説明しているが、学的レベルからなる「純粋経験なるもの」自体は少しも解けていないからである。なぜかを説けば、この純粋経験なる優れて見事な認識の端緒的事実との邂逅《カイコウ》、すなわち初めての経験、別言すれば最初の認識なるものは、観念論の立場、観念論哲学からは文字としてはなんとか説明することは可能であっても、学問的にここを解くことは不可能な問題だからである。その理由は、観念論は認識の原点たる反映を厳しく否定する関係上、認識は絶対的に物質以前に存在させられているからである。

「そこまで断定できるのか、疑問だな」とあきれ顔の諸氏がいるかもしれない。これに対しては「自信は十分にある。なにしろここは、三十数年もの月日をかけて研鑽したのだから」と答えておこう。

それにしても……、と諸氏は思うかもしれない。「この武道なる『講義』に、どうして純粋経験などといった不可思議なものが出てくるのか」と。そして、「そんなものよりはもっと武道空手の問題であってほしい」とつぶやきたい人もいるであろう。これに対しては、「前章の本『講義』をまじめに読んでの疑問なのか」と私は思う。そこの箇所をもう一度読み返してほしい。

少しは理解できるようになったであろうか。しかしそれでも「どうしてこれが武道空手なのか。どう読み返してみてもやはり哲学としてしか分かりようがないのだが」となる諸氏が大半であろう。

私が、武道空手の、そして武道の謎を解くに大きく力があったのは学的論理能力であった。これを大きく創出するのに力があったのは、哲学、特に、哲学の生生発展史の過程として実存している人類の認識の発展としての論理構造の修得である。と説いても、一体何を説きたいのかさっぱり分からないとなる諸氏のために、ここで少しばかり事実的に、なにゆえに哲学なのか、なにゆえに世界観なのか、すなわち、観念論と唯物論が、武道論・武道空手論にどう関わるかを説いてみることとしたい。まず、次の文章をじっくりと、読みこんでほしい。

(三) 武道と世界観としての観念論

> 拳法は、人間の天性の中に眠っている。それを甦らせ、成長さすのが、これ道である。

これは、日本拳法の創始者である、澤山宗海《サワヤマソウカイ》の大著『日本拳法』(毎日新聞社)の中にある、彼の金言である。ここで私があえて金言というのは、彼、澤山宗海が、金言として弟子に与える形で説いているからである。どうであろうか。諸氏の頭脳にはこの金言はどう映《ウツ》るであろうか。「格好がいい!」とは映らないだろうか。

私がこの金言との出会いを持ったのは、『武道の理論』を上梓《ジョウシ》する数年前であった。とにかく「格好がいい」と、私はこの金言にホレボレとなったものである。もし私が唯物論者でなかったら、観念論の立場に立つ人間であったならば、一も二もなくこの金言に感動していたと思う。それくらいに、この言葉は深く私の心に突きささったのであった。一瞬、私も観念論者だったらいいな、と思わぬでもなかったくらい、格好がいい言葉であった。おそらく、日本拳法の弟子たちは、この言葉のすばらしさに、心が震えたのではないか、と私は想像したものであった。それに比して、淋しく、かつ、悲しいことに武道空手の世界には、このような心肝を叩くような金言はまずない、といってよい。せいぜいのところ、「空手に先手なし」といった技術論レベル、ないしは道徳論レベルの心構えくらいのものである。

昔々のことであるが私が「日本拳法」の研究を早急になす必要に迫られたのも、この金言との出会いゆえであった。また澤山宗海という四文字が大きく思えるようになったのも、この言葉ゆえだったと思う。だが、である。私は観念論ならぬ唯物論の立場に身を置く一人であった。それだけに、この金言を唯物論の立場から厳しく批判することが、何にもまして大事だったことである。

そもそも、ところでは大上段に振りかぶる言葉遣いをする。なぜならこれは学的レベルでも、事実的レベルからも、そのくらい大仰《オオギョウ》に構える必要があることだからである。少し説くことになる。

そもそも観念論とは、世界の起源、すなわち、世界は創造されたものか、それとも、永遠の昔から存在し続けているものかとの、世界の起源の有りや無しやに関して「世界には起源がある」、つまり、世界は創造されたものであり、それゆえに世界には創造主があり、その創造主が、観念ないし精神であるとするものである。これを観念論と学問的には説くものである。ここに観念と精神は同一のものであり、同時に、心とも呼ばれることがあり、哲学者も一時期、心を採用して、観念論ではなく、唯心論と唱えた時代もあったほどである。しかし、唯心よりは観念の方が言葉としては格好がいいと思うようになったので、現代ではほとんど（宗教関係以外は）観念論と称している。

これに対して唯物論とは、世界の起源を認めず、世界は永遠の昔から物（質）そのものであり、物（質）として発展してきている、すなわち世界はただに物（質）の歴史の過程のみとして実在するものである、つまり、ただ物（質）の変化たる物（質）の生生発展のみであり、精神や観念は、その物（質）の特殊な在り方、物（質）の発展の歴史の中での一つの形態の機能であるとするものである。

この二大流派は、学問の起源そのものを内に含んでいるだけに、現代まで約二千年もの闘争の歴史が流れてきているのである。といったことを前置きにして、西田幾多郎に戻りたい。

さて、西田幾多郎は観念論者であるから、当然ながら世界の起源は観念、すなわち、精神にあり、と、必ずしなければならない。すなわち、物（質）に対する観念＝精神の先行性を必ず承認しなければならないものである。それだけに、純粋経験の問題の解決が大きく困難となってくるのである……。

大本の主題へ戻って、では、どうしてここで観念論と唯物論、すなわち、哲学の一大命題が浮上してくるのか。どうして、たかが日本拳法の金言に、哲学の大命題たる、観念論と唯物論が登場しなければならないのか、である。ここは、本来ならば、つまり学的レベルで説くならば、それこそ哲学者がいかに偉大であっても少なからずの悲鳴をあげるほどの論理で展開しなければならない実体かつ実態があるだけに、多分の武道家・武道空手家・拳法家を納得させることは困難そのものなのであるといってよい。だが、それでは〝逃げ！〟ととられかねないから、分かってもらうべく説くことにしたい。

もう一度、かの金言を読んでみてほしい。「拳法は、人間の天性の中に眠っている」とある。これは端的には、拳法は（つまり、武道空手は、ということである）、すべての人間という人間の天性である、と説くことにあるのである。「えっ！　それで？」と諸氏には何がなんだか分からないはずである。「拳法は人間の中で眠りについている、といっているだけなのに、それがどうしたのか」と思うだけであろう。たしかに、それがどうしたのだ、と反論されれば、それはたしかにそうである。

だが、そう反論してよいのは、まだ若い初心者だけである。なぜなら、修行者とか、指導者にとっては、これは大問題なのだから。どう大問題なのだ、と問い返したい肝心の修行者・指導者もいることであろう。答は簡単である。もし、拳法、つまり武道空手が人間の天性の一つとするならば、すなわち、人間の天性の中の「ある」ものとして存在するならば、これは、生まれつき、ということになろう。別の言葉でいえば、先天的ということである。人間は、「オギャー！」と生まれた時には、拳法の武道空手の「ある」ものがその赤ん坊の身体の中でスヤスヤと眠っていることになるのであるから。

だが、私の立場からは、それでは、つまり眠っていてはまずいのである。世界観たる唯物論の立場からは駄目なのである。なぜかは、拳法（武道空手）は天性（これが、実体としても、観念としても、である）の中にある、とするのは、これは観念論そのものだからである。唯物論からは、拳法（武道空手）は天性として実体や観念の中に眠ってであろうが目覚めてであろうが、存在することは絶対にあってはならないのである。という理由は、唯物論の立場からなる武道空手＝拳法は、人間が自らの観念をもってして、実体に学ばせるものだからである。すなわち教育・指導の必要なことだからである。

「どちらもあまり違いはないように思えるのだが……」との声もありそうであるが、どちらでも同じ、ということにはならないのである。まず、教育論・指導論・上達論・勝負論といった理論の体系に大きく違いが出てくるからである。観念論の立場に立てば、天性そのもの、天性の中に眠っているものであるだけに、それをとやかく論じる必要は全く、ないことになる。ただひたすらに天性の中のものを信じて、その眠りを覚まさせればよいのだから、である。

だが、である。唯物論の立場からは、このような単純さは求めうべくもないものである。それはどうしてかを少し説けば、いかなる武術といえども、つまりここでは、いかなる拳法（武道空手）といえども、唯物論の立場からすれば、それは実体的にも観念（精神）的にも、天性としてはかりそめにもあってはならず、すべて後天性、つまり後天的に存在するもの、すなわち、人類によって創出されたものであり、それは教育・指導によって上達する（させる）ものでしかないからである。

ここで、この立場がなんの関わりがあるのか、とまた問われるであろう。答えておく。

端的には、観念論の立場からは、拳法（武道空手）は天性のものだけに、当人の練習・訓練・修行等の方法の是非をそれほどきつく問えないことになろう。また、指導者たる先生の質も大して問えないことになろう。なぜかは単純である。元々、天性なのであるから、少々の練習の方法の狂いなどあまり問題とはならず、上達すれば、天性が良かったことになり、上達しなければ、天性が悪かっただけのことなのであるから。そして指導者（先生）も、まじめに指導しても、しなくても大した違いはない、という無責任なことになりそうである。なぜかと問うまでもないことである。

その弟子たる人の拳法（武道空手）は、それがどのようなものであれ、その人の天性なのである。指導者がどうであれ、なにしろその人の天性なのであるだけに、当人がまじめであれば、その人の天性ほどにはなんとか上達するし、間違った技でもその人の天性なのだから、おおよそそれでよし、ということにもなろう。結論的には、上達できないとしても、観念論の立場、すなわち、天性論からは指導者は、「その弟子の持って生まれた天性のゆえだから、天性が悪いのであり、指導者は大して悪くない」として免責されることにもなり、当人もこれまた、「自分の持って生まれた天性だから、それが悪いのなら仕方がない」として簡単に納得してアキラメがつくことになろう。

では、きちんと上達した場合はどうなるか。それは天性が良く、それが単に目覚めただけのことであるから、当人の努力・工夫は大して評価されもせずに終わってよいことになろう。そしてあろうことか、熱心な指導者（先生）も上達は当人の天性に負うことが大であるだけに、自分の指導能力・努力をあまり誇れないことになろう。結果としていずれも、そこからは論理能力の上達もなければ、まともな理論もまともに提出できず、武の道を文化遺産として残すなど、夢のまた夢のお話になるということになるだけである。

（四）武道と世界観としての唯物論

一方、唯物論の立場からすれば、これはどうなるのであろうか。

説いたように、唯物論的立場とは、観念（精神）の先行性を物(質)以前には認めないのであるから、拳法（武道空手）の天性を認めることは当然にあるわけがない。では一体どうなるのかは、拳法（武道空手）は、眠ってであろうが、目覚めてであろうが、けっして、天性として人間の中に実在するものではなく、それは人間が創意工夫の上に拳法（武道空手）を創出・形成したものである、ということになる。つまり、すべては天性ではなくして、後天性ということになろう。後天性の立場をはっきりととることになれば、それだけ当然に、人間を天性的に捉える思想ないし理論に寄りかかれなくなるというものである。すなわち、拳法（武道空手）を創出されたものとして、（もっと説けば）人類の拳法（武道空手）の創出かつ修練を問題にしなければならない。

別言すれば、拳法（武道空手）は個人の創作ではないことをしっかりと分かった上で、まずは拳法（武道空手）が人類史上のいかなる過程でどのように発生しえたのか、すなわち、人類はいかにして拳法（武道空手）を創出してきたのかを、問題にしなければならないのである。

端的にこれは、当然に観念（精神）が実体（拳法＝武道空手）を創出したに違いない〟となろう。このように説くと、それでは観念論とどこが違うのかよく分からないとの疑問が出るかもしれない。

武道・武術というものは、これは正確には、歴史の壮大なる流れの中で、観念（精神）が人間体を武道体たる拳法体（武道空手体）に創り変えただけのことである。けっしてこれは観念論とはなりえないものである。そして次に、ではどのような過程を経ることによって人間体が武道体になっていったのかを、しっかりとふまえることが大事である。ここをきちんとふまえることが可能になれば、次は、人間体が武道体になっていった過程的構造の論理化・理論化へと進むことになろう。

ここをまともに論理化・理論化できるためには、「人間体とは何か」がしっかりと分からなければならない。この人間体とは何かをきちんと分かるということは、現在出版されている生物学とか生理学とか医学とか、はたまた人類学とか人間学（？）とかをきちんと学ぶことでは絶対にないのである。そのような学的レベルに程遠い、学問という体裁だけを整えただけの書物を、いくら学んでもここは絶対に分かることなどありえない。なぜかと聞きたい諸氏は多くいると思う。でも、これに答えるには、諸氏のよほどの実力を必要とするのでいずれ、ということになる。

人間体とは何かを学的レベルで、つまり学的に分かるためには、人間体が、生物体と生活体とのいわば相互浸透した複合体だということを、しっかりと押さえられる実力がまずは要求されよう。ということは、生物体とは何か、そして生活体とは何かを、生物体と生活体との区別と連関で捉えきる実力が必要であるということである。以上をふまえて、人間体とは何かをしっかりと把握できれば、後はなんとか分かることになっていく。すなわち、生物体ならぬ生活体たる人間体の構造を、まずは生理学的にしっかりと把握することである。そしてここが可能となったならば、ここの論理構造を生理学ならぬ認識生理学で、事実的レベルかつ論理的レベルから捉え返す努力が要求されよう。

以上の過程を学的にふまえることができれば、人間体の歴史性の論理構造が理論化できることになる。この後は、肝心の武道体の究明となっていく。この武道体の論理構造は、生活体たる人間体の論理構造を抜きにしては、これまた絶対に分かることはありえない。念のために説いておくが、ここで用いている生物体と生活体の概念は、看護学で用いられているものとは大きく異なるものである。もちろん、医学的ないし、生理学的な用語とも違う、私が数十年にわたって武道を究明した結果の独自の武道用語であり、武道学上の概念である。詳しくはいずれとしたい。

第三章　弁証法と「人間体・武道体」

(一) 弁証法とわが恩師三浦つとむ

本章は「人間体と武道体」に関わる理論構成が、観念論の立場と唯物論の立場では見事に異なっていることを具体レベルで説くべきであるのだが、私の学的恩師三浦つとむの逝去のゆえに（「終の編　恩師の果たした弁証法、その高みと構造」参照）、双方に大きく関係のあることから始めたい。

何回となく説いているように、恩師は二十世紀後半に一世を風靡した弁証法・認識論の理論家であり、かつ、啓蒙家であった。唯物論的な弁証法（＝法則的な弁証法）と唯物論的な認識論を正しく理解しようと努め、正しく説こうと努め、世に広めていった功績は大きなものがある。他の誰が一体法則性としての弁証法すなわち、フリードリヒ・エンゲルスの発見した弁証法を、恩師のレベルで正しく理解できかつ普及したであろうか。他の誰が正しく弁証法の法則を普及しようと努力したであろうか。他に誰も存在しなかったといってよい。

たしかに法則としての弁証法について説かれた書物はゴマンと存在している。しかし、そのどの一冊も、『弁証法はどういう科学か』に匹敵するレベルできちんと説いたものはなく、恩師の足元にも及ばないのである。「それは一体どういうことなのか」との疑問もありそうである。簡単には以下である。

それは、恩師のようには、誰もが法則としての弁証法を学びきれなかったからである。端的には、大抵の人は大学教授レベルのいわゆる大秀才であったがために、自分の能力を信じすぎて、まずは自分の能力のままに専門分野の学びを勝手に進めてしまい、かつ、適当に学習が進んでしまったからでもある。

これはどういうことかを武道空手で説くと以下のことである。

大抵の武道空手を志す人は、ほとんどが自分の能力＝体力を信じているものである。それだけに、武道空手を修練する場合も、同じようにその自分の能力＝体力を信じて武道空手の練習を行うことになっていくものである。問題はここから起きることになる。自分の能力＝体力を信じている人は、武道空手を学ぶ場合に、自分の信じている能力のままに武道空手を始めるのであるから、自分の能力＝体力が、武道空手を学べる能力＝体力であると信じて練習に励むことになる。

もしこの場合、自分の能力＝体力に疑問が生じてくるようなことがあれば、ここでまともになる機会がやってくるのであるが、大抵はそうはならないのである。

なぜなら、武道空手は柔道と大きく違って、とても学びやすくなっているからである。

理由は、柔道の場合は、どのような投げ技といえども、まず自分一人のみの練習で覚えるわけにはいかない、つまり、必ず相手が必要になるからである。すなわち、端的には必ず社交ダンス同様に、相手と組み合う必要があるからである。相手と組み合えば、相手の力に応じて必ず自分の力を対比させられることになる。つまり、自分の能力＝体力の駄目なところをよく自覚させられて、「ああ、駄目だなあ」とよく分からされる。ということは、簡単に自分の能力＝体力の不足さを否応なしに悟らされて、「駄目だ！」となれるからである。

ここは、もう少し説く必要がありそうである。相手が自分より能力＝体力が大きいとしよう。その相手と組み合って、たとえば「体落とし」なる技の練習を始めるとしよう。

ここで相手は、指導者が教えてくれた形通りに「体落とし」を行ったとする。その場合、自分がよほどに投げられないように頑張ろうとしないかぎり、相手の体落としの形のままにこちらは倒れていくはずである。これは相手がきちんと「体落とし」の技の形を守ってこちらの身体に「体落とし」の技の形そのままに体落としをかけていれば、である。

では、今度はこちらの番となる。こちらが相手に、同じように「体落とし」の技を形通りに仕掛けたとしよう。こちらは指導者に教わったことを忠実に守ってその形通りに技を掛けているとしよう。では相手はきちんと倒れてくれるであろうか。これはとても難しいことになるのである。こちらが相手と同じ能力＝体力ならうまくいくはずである。しかし、この場合の相手がこちらより大きいとしたら、こちらより能力＝体力があるとしたら、相手は当然には倒れてくれない、ことになる。相手がその「体落とし」の技でその形通りに倒れてくれるには、簡単には二つの条件があるはずである。

一つは、相手がその自分の能力＝体力を下げてくれて、こちらの能力＝体力に合わせてくれることである。これだと、こちらがしっかりとした形をその通りに行えば相手は倒れることになる。もう一つは、こちらが相手の能力＝体力に見合ったいわゆる馬鹿力を発揮して行うことである。こうすれば、相手が努力しないかぎり倒れてくれることになる。

しかしながら、この二つにはどちらも大きな欠点が存在していることは簡単に分かるはずである。前者は、相手がこちらによほどに協力的でないとできないことである。それはお互い人間なのであるから真剣にやりたいし、やるものである。それを、こちらは懸命に、相手は調子を落としてでは、練習が遊びになりがちである。後者は、お互いまじめに行うであろうが、馬鹿力を出さなければならないこちらは、「体落とし」の形を無理に馬鹿力に合わせることになってしまい、結果として歪《ユガ》めた体落としの形を、自分の技として創出してしまうことになっていくものである。それで何がまずいのかは理解できるはずである。そこを承知で少し答えておくことにしたい。

現在の柔道界を眺めて見れば分かるように、特に女子柔道とやらを見れば分かるように、現在の柔道にまともな柔技の形がなくなって久しいのは、それが理由だからである。柔道に柔技が消えて柔道体力だけが残ったのはなぜかも同じことである。これが答である。これで答である。後は私の『武道の理論』以下の著作をしっかりと読みこむことである。

では、ということでここが武道空手の場合だと、どうなるであろうかが問われることになろう。端的には、武道空手の場合は、自分の能力＝体力が、柔道を学び始めた人ほどには必然性とされることがない！　のである。

なぜかを説くべきである。簡単には、どの流派でも武道空手の場合は、まずは一人練習から始まるものだから、である。これは始まっても、何一つまずいことはないからである。つまり、武道空手の技の形は、ほとんどが一人で覚えることになっているからでもある。逆に説けば、一人で覚えなければかえってまずいからでもある。だが、これに関しては、「少林寺拳法」に学ぶ人は絶対に常識ではないことになる。詳しくは『武道修行の道』を参照してほしい。それゆえ、どこの流派においても、まずは一人練習から始めることになる。立ち方・その場突き・その場蹴り・その場受けなど、ほとんどの基本の技は一人練習で覚えることになる。それだけに、自分の能力＝体力のレベルでまともに始めることができるだけに、誰でもまずは、自分の能力＝体力から始めることになる。そしてここで、特別のことがないかぎり、まずは順調に学んでいけるのである。では、特別のこととはなんなのであろうか。

それは自分の能力＝体力への自信・確信・自惚れなどといったことなのである。それはいかなることかを説けば、自分の能力＝体力と、空手の能力＝体力との混同が起きることになるからである。これは柔道をやってあまり成功せずに、能力＝体力だけはある人が武道空手に転向した場合に共通することであるが、この人は、自分の能力＝体力が柔道である程度培われているのを幸いにして、武道空手を学ぶ場合に自分の能力＝体力がそのままに活かされる、発揮できると錯覚してかかることになるからである。

それだけに、柔道で失敗した過去を反省することなく、そのままに武道空手の世界にとびこんでしまいかねないので、柔道の世界からの転向者が武道空手の世界で成功することは、本当に稀なのである。極真流空手以外の流派では、九割以上は失敗することになるといってよい。

これと同じことが、最初から武道空手を学ぶ人にもあてはまることがありうるのである。つまり、人間としての能力＝体力に自信のある人が武道空手を学び始める場合に、その自分の能力＝体力を、そのままに活かして練習を行いがちになるということである。このように説くと、大抵の人は随分と不思議な思いになるはずである。それは、どうして、自分の能力＝体力を活かしてはまずいのか、自分の人間として培ってきたものが活かせないなんて！　との思いのはずである。もちろん、人間として培った能力＝体力が全く駄目だといっているのではないのである。これはそこに変な自信を持っていては、駄目だということなのである。ここで「変な自信とは」をやさしい例で次に一つ説いておきたい。

(二) 拳の握りの認識・実体の構造 I

たとえば、武道空手の基本技である「その場突き」の練習を始めたとしよう。きちんとした指導者はその場合、必ず正確な拳の握り方、正しい引き手の位置、まともな正拳の出し方を、ていねいに教えるはずである。この時に問題が起きることになるのである。

幸運にも？　能力＝体力に恵まれている人がそこを教わっているとしよう。そして、その人が柔術(柔道ではない)のある流派から転向してきたものとしよう。その場合その人は、まずは大きな衝撃を受けるはずである。それは何かというと、その人が長く教わってきた柔術では、拳を握るということは、親指を残りの四本の指で包みこむ、形になっていたからである。ところが武道空手の場合では、あろうことか、親指は残りの四本の指を外から押さえることになっていたからである。しかも、その親指を中に包みこむことも、親指で他の四指を押さえることも、意味は全く同じ、つまり、そうした方が親指を傷めないで済むからである、とあるからである。その場合、その人はどう思うであろうか。そしてどうするであろうか。その思いを棄てるであろうか。その思いのままに武道空手の握りを行うであろうか。それとも、その思いは棄てて、武道空手の握りに思いきって挑むであろうか、である。

挑む、だなんて、そんな大仰なことをなぜ説くのであろうか、その人は変えればいいだけなのにと大抵の諸氏は思うはずである。でも、その人は間違っているのである。これがなぜかは諸氏は自分のことではなく、自分が仮に柔術をやっていた、という話だから変に思うのである。まじめに柔術を信じ、少なくとも柔術体力がついた場合の人には、拳の握り方一つ変えられるのかが重大事なのである。なぜならそれは、その拳はわが身の一部だからである。まじめに練習を行っていくとなると、拳の握りそのものの一つまでがわが身の一部となっていくものだからである。拳の握りがどうでもよいと思う人は、まじめに練習を積んではこなかった、それだけなのである。

これが技というものの中身であり、これが技化の中身＝過程的構造であり、これが弁証法で説く法則の一つである量質転化であり、これがまた同じく相互《ソウゴ》浸透化の中身なのである。

それだけに、現実には拳の握り方を変えるという一事《イチジ》にすら、挑むというレベルの心が必要なのであり、決心というに等しいレベルの心が要求されるのである。そういう心が関係なかった人は、大して

「何か」をやってこなかっただけなのである。そしてこれら、大して「何か」をやってこなかった人は、では、幸運なのかというとそうではない。「無くて七癖」との諺の通りに今度は、自分が全く意識してこなかった癖＝技が、上達の邪魔をしにかかることになるのであるから。具体的に説けば、不まじめ、弱気、やる気のなさ、などなど、である。

さて、ではその人が決断して、長年にわたって練習してきた柔流の握りを武道空手流に変えたとしてみよう。では、挑む心で変えれば拳の握りはうまくいくのであろうか。答は否である。ではどうすればよいのか、が問題となろうが、これは簡単である。挑み続けること、これが答であり、ただそれだけである。このような答をもらったその人は、おそらくほっとすることであろうが、残念ながらその人は少しもほっとはできないのである。なぜかを説けば、この挑み続けることが至難の業だからである。たかが拳の握り一つと大抵の人は思うかもしれない。だが、これは大難事なのである。

以上が簡単に分かることは誰でもできるのである。それはどこの大学の武道空手部でも、どこの有名な町道場でも、もし見学に行くことがあったら、黒帯と称する人の拳の握りを、とくと眺めてみることである。そうすれば、次の事実が見えてきてびっくりするはずである。それは、黒帯でありながら、ほとんどが拳をしっかりと握っていないことに気がつくからである。拳は何よりも、親指と小指に特にしっかりと力をこめ続けていなければ駄目なのである。

しっかり握ることが大事な理由は、簡単には拳の破壊力が減るからである。拳を握りしめるとは、親指と小指に何よりも力をこめて握りしめることに他ならない。

だが、である。先生や先輩から教わった握りのまま（つまり、しっかり握れよ、といわれて、自分ではしっかりと握ったつもり、握っているつもりのまま）の拳の握りと、私がここで説いているように、その握りに、さらに親指と小指に特別に力をこめて握りしめ直した場合を比較してみてほしい。

最初に、しっかりと握った（つもりの）拳の握りがどんなに弱々しいものであったかを発見するのに時間も感情も、まして理論などという大仰なものは必要ないはずである。そして、その親指と小指にしっかりと力をこめてさらに握りしめ直した拳の張りの力強さと見事さに、誰しもが驚くことになるものである。それは武道空手の拳とはこのように固いものだったのか、このようにしっかりとしたものだったのか、と。そして、それにもましてこれらの人がびっくりし、かつがっかりすることがやってくることになる。答が分かることは、とても簡単なので、諸氏自らが試みるとよい。それは拳の握りを、つまり私が説くように、親指と小指にさらに力をこめて全体を握りしめ直した拳の握りをまず行ってほしい。

ということで、では拳を握ってみてほしい。それもしっかりと、である。それができたら、次に私が説いたように、そのしっかり握りしめた拳をそのままに、その握っている拳の親指と小指とを特に意識して、さらなる意識をこめて親指と小指とに力を加えて握りしめあげてみてほしい。諸氏はしっかりとできているだろうか。では、その力強さの上に親指と小指をしっかりと力を加えあげた拳を、そのまま自分の腰の脇まで引き手にとってみてほしい。これはそのままに、である。

そこで、ということで、諸氏が「分かりました。そのまま腰の脇に引き手として拳をとればいいんですね」とまじめに答えたとする。それだけで、その人はもう落第なのである。君は落第したのである。

このように説くと、本当に諸氏は色をなして、喰ってかかることになるはずである。「何が落第なものか。どこがおかしいのか。何か私が間違ったことをやったというのか」と。否である。諸氏は何も間違ったことをやってはいない。だが、である。諸氏は、結果として大きく間違ったことをやってしまったことになるのである。

「何も間違ったことをやっていないのに、結果的にしろ、間違ったことをやってしまったとは、さっぱり分からない」と諸氏は目を白黒させることになろう。

突然の質問となるが、諸氏は刑法を知っているだろうか、その刑法には、何もやっていないのに罪に問われるというのがある。いわゆる不作為犯《フサクイハン》というものである。リクルート事件の高石前文部省事務次官が現在（当時）「問われている罪状である。彼は、何もしていないといっているのに、検察側は、その何もしなかったことが悪いのだ」というのである。これと同じことを諸氏はその拳を引き手にとることで行ったのである。つまり、何もしてはいない！　のである。

（三）拳の握りの認識・実体の構造II

少し種明かしをした方がよいであろう。最初に私が諸氏に指示したことを思い出してほしい。「では、しっかりと拳を握るように」と。「それができたら、さらに親指と小指に意識をこめて、より力強く拳を握りしめるように」と。「それは分かっている。そういわれたから、しっかりと握りしめ直したのだ。しっかりと」と諸氏は答えることになる。「それからは……」と私が聞けば、諸氏は、だから引き手にそのしっかりと握りしめた拳を腰の脇に！　と指示されたので、ではしっかり引き手にとればいいのだ、との返事をすることになった。そうしたら、そこでそれでは落第！　それで落第だ、と私は説いたことである。なぜなら、それは上達論からすれば、刑法で説くところの不作為の罪にあたることをしてしまったと説いたはずである。

　ここで諸氏には拳の握りのところからもう一度やってもらうことになる。では、しっかりと拳をまじめに握りなさい。その上で、親指と小指に力をよりこめて握り直しなさい。そのしっかりと握りしめ直した拳の力強さに、諸氏は最初はびっくりすることになったはずである。だが二度目の今はもうそれほどのこともないはずである。これはそのことにすっかりなれてしまったからである。

　だが、である。それにしても今度は疲れてきたはずである。それも額から汗が流れてくるほどに。拳に力を、特に親指と小指に力をこめるだけで、こんなに疲れるものか、と諸氏はなったはずである。それも一分間もしないうちに……。そして諸氏は、それを続けていけば、五分間とたたないうちにダウンしてしまうことになろう。ここで分かってほしいことは、本当に正しい拳の握りをまともに強いられ続けたら、数分たりとも持たないのが初心者の握りなのである。これは、立ち方といえども同じ！　なのである。それゆえ、その懸命に意識を集中してしっかりと握り続けている拳は、特に親指と小指に意識を集中してしっかりとして握り続けているからこその、力強い、張りのある見事な拳として現象してくることになっているのである。

話を進めて、その意識し続けているからこその拳の見事さを駄目にするには、つまり、見事な拳を駄目拳にするにはどうすればよいのかを問うてみたい。これは本来なら問うほどのことではない。答は簡単だからである。答は力をこめないこと、では全くなく、単に意識し続けることをやめればよい、のである。ただ、それだけである。いわゆる、見事な拳にするために、初心者は拳頭に意識を集中しろ、と説かれる。これは、以上の構造を内に含んでいるものであるだけに、自らの意識をそれ以外へ移せば、意識を他方へ向けさえすれば、それで終わり、となるのである。

「私は他へ意識を移しはしていない」と諸氏は向きになって答えるであろう。だが、諸氏は意識を他へ向けてしまっているのである。それも、自ら意識としてではなく、つまり、意識を他方に向けようとして向けたのではなく、無意識の内に、そうするつもりは全くなくて向けてしまったのである。これはいわゆる不作為の無意識であるだけに、「まじめにやっていないから」と決めつけられるものではない。ただ、それでは落第となるだけ、のことである。このように説いても、まだ諸氏は自分が他へ意識を向けたことを認められないはずである。

事実で説いてみよう。諸氏は「引き手の位置である腰の脇に拳を持ってくればよいのだな」と答えたはずである。このように説いてみてもまだ、ピンとこないのだろうか。では、ということで、もう一歩、進めていくことにしよう。拳を先程のようにしっかりと握りしめて、冷汗や熱汗が流れるほどになっていたとする。その場合諸氏は、はたして「しっかりと握りしめた拳を引き手の位置である腰の脇に持ってくれればよいのだな」とはたして発音できるだろうか、という問題なのである。

もしこれができるとすれば、諸氏は拳に力をこめることをしっかりとはやっていないのである。重量挙げの選手が自分の実力以上のバーベルをまともに挙げかかっての全力集中の瞬間に、「私はしっかり挙げているよ」と答えることがはたしてできるのだろうか、という問題である。または棒高跳びで跳んでいる最中に「しっかりやっているよ」と返事ができるのか、という問題である。返事をしたらバーベルを落とす危険があり、バーに足がひっかかり落ちてしまうのではないのか、ということである。

武道空手の場合の拳も、このくらいのまじめさで連続的に、長い月日と時間をかけて行わないと、しっかりとした握りにはならない！　ということである。初心者は手の平に（手の甲ではなく）まずは握りダコができるものなのである。こうやって少しずつ握りが持続できるようになり、一分が二分、二分が三分と力がついていって黒帯の拳の握りとなるものなのである。拳は何も巻藁によってのみ、拳頭によってのみ拳になるものではないのである。だが、である。自分の能力＝体力にまともに自信のある人は、このような過程をしっかりと経ることなく、単に拳が握れれば武道空手の拳と錯覚し、単に瓦が割れれば武道空手の拳力だと錯覚して成長していくことになるであろう。それが、先程の武道空手部の、そして町道場の黒帯の拳ということになるのである。拳は見事な拳になる練習を連続的に毎日きちんと行っていってこそ、武道空手の拳となるものなのであるから。以上、何かをきちんと理論的に学ぶ上で大事な心構えとその事実の困難さがいかほどのものかを、もっとも初歩中の初歩とされている、武道空手の拳の技化の一部分を取りあげて、諸氏にしっかりと分かってもらうべく説いてきた。

これと同様のレベルのことが、学的弁証法を学ぶ場合に起きてくるのである。というより、ほとんどの人が、この拳の握りの過程と同じ誤謬を犯して失敗していくことになったのである。それもこれも、すべて、自分自身の頭脳の実力に、自分自身の体力に、自分自身の能力にあまりにもの自信があったから、の一事なのである。だが誰しもが、そのことに気がつくことはなかったのだ、といってよい。

では恩師御自身はどうだったのであろうか。恩師には絶大なる自信があったのである。では恩師はなぜ大丈夫だったのであろうか。詳しくは別稿として、恩師は弁証法一途の学究生活だったからである。恩師ほどの弁証法一途の学究はいなかったといってよいからである。加えて恩師は、まずもって弁証法の学びを見事に修得できていったからなのである。

これに対し、武谷三男や坂田昌一といった大秀才たる物理学者、清水幾太郎といった大秀才の社会学者は、すべて自分の十分なる実力を過信した上での、そして専門を学びきった上での、弁証法への学びでしかなかったからである。これは、喩えれば第一級のレスラーとなった人が武道空手を学ぶほどの、一流のボクサーとなった人が武道空手を修めるほどの超困難さだったのである。学的弁証法の学びというものはどうあがいても、他流で一流になった人には無理な修業過程だったのである。

(四)「人間体・武道体」拳の握りとは

第三章の終わりにあたって「人間体・武道体」に関わっての大問題たる「武技＝空手技の創出と使用」のさわりを少し講義しておきたい。これには幸いに、以下の投書があったからである。

> 『武道講義』の「拳の握りの認識・実体の構造」という所で、「重量挙げの選手がバーベルを挙げかかっての全力集中の瞬間に、『しっかり挙げていますよ』と答えることができるのか、ということである」というくだりがあるが、疑問に思える。たしかに持ち上げる瞬間は全神経を集中し、力を入れているが、それはあくまでも瞬間であって、構えの状態においてはそんなに力を入れてはいない。空手の拳も同じで、構えの状態から先生の質問に返事もできないくらいに力を入れておくということはない。もちろん突く瞬間には構えから力を入れるが、それ以外はかえって力を抜くようにしなければだめである。人間は全力を何分も続けてだすことはできないのである。
>
> (『月刊空手道』一九九〇年五月号、福昌堂)

私がこの投書を読んでどのような思いになったか、諸氏は想像がつくであろうか。

投書者にはまことに失礼ながら、お腹《ナカ》の皮がよじれるくらい私は笑いころげたことである。そしてフト、真顔になったのである。この人は一体どのような武道空手を教わっているのだろうか、と。哀れに思えてならなかったのである。しかし、この投書を『月刊空手道』誌が載せたということは、もしかしてこれが他流の指導者の実力なのかとも思え、背筋が寒くなってきたことである。武道空手界はまだまだ何十年も昔のままなのかもしれない、だから編集部が私に本物の武道空手の具体性を説いてくれ！と頼みしきりだったのか、と淋しい思いにかられたのである。

諸氏はまさか、私の『武道の理論』を読んでいないということはないはずである。この人は、それすら読まずにこんな投書を出しているのだ、としか思えないのである。なぜなら、もしも読んでいたら、このようなみっともないことは恥ずかしくて、到底できるわけもない、からである。

詳しく説いたら、この人は夜眠れなくなる可能性があるので簡単に説くが、諸氏には常識であるように、人間であるかぎりはいかなる武道空手技といえども、まずは自らの五体を素材にして創出しなければならないのは必然である。すなわち、単なる拳といえども、その拳を握ること一つといえども、自らが対象とするもの（打倒すべき相手）に合わせそのレベルでの拳を練習によって創出するものである。

それゆえ人間としての拳の握りは、絶対に武道空手技の一拳必殺的拳の握りでは絶対にありえないのは常識である。これはアクションスターが拳の構えをとった場合に、武道空手を本当にやっている場合と柔術をやっている場合と、ボクシングをやっている場合と、加えてなんら格闘技の心得がない場合とでは、全く拳の握り方・その拳の力強さが異なることは素人でなければすぐに分かるはずである。

そればかりか、いかにアクションスターの演技が見事な場合でも、武道空手の心得がない人は、その武道空手の闘いの場面だけは絶対にズッコケるのである。これは拳の握り一つでも、である。このように人は創って人となり、創ってこそ人の拳が武道空手の拳となっていくのである。以上、ここまでは一般論である。この武道空手の拳としての握りを技化する場合、その武道空手がいかなる空手を志しているか（遊びとしての形を創るだけか）によって構造論が違ってくる。

具体的に説けば、寸止め空手と実際に当てる空手とでも違ってくるし、実際に当てるにしても、当てるだけの空手と一撃必倒の武道空手とではまた大きく違うのは、当然のことである。簡単には、頭の骨は瓦十枚割れる拳でも駄目なくらい硬いものであり、まじめに突きを当てると頭より手の骨の方が大きくはれあがることになる。そこを分かって、拳はしっかりと創りこむことが大事となる。

それにもっと大切なことは、この拳の創出はけっして拳の使用ではないということである。この投書者は何を勘違いしたのか、拳の見事な創り方を説いている私に、素人の拳の使い方でもって大異論を唱えてきているのである。武道空手の拳の創出とは剣道でいえば本物の日本刀を創ることであり、武道空手の拳の使用とは真刀を用いて相手を斬ることである。英語で説けば、拳を創るとはまずは正しい発音練習であって、英会話（使い方）の練習ではない。こんな初歩的なことは『武道の理論』で何十年も前から説いているのに、である。

またこの人は、拳を握ることと拳を握って突くことを同じものと錯覚しているだけに、こんな白帯レベルで、「疑問に思う」もないものである。寸止め空手では拳を相手にまともには当ててはならないものだけに、拳の使い方どころか、拳の握り一つ創出しがたいのである。必殺的に当てると拳の骨がどのくらい負傷するかすら分かってはいないからである。これは、現実には板割りを同じ拳で十回連続して割っていく以上のものがあるのに、である。それだけに、「拳を握ることを創る構造」は握力をつけるレベルではなく、筋肉・骨・血管・血液・内臓、それに神経を武道空手に見合ったものとして、一般的・全般的・個別的・部分的に創り変えながら創っていくことをも含むものなのである。武道空手に関わる握りの創出を怠った拳の骨がいかにモロいかは、グラブを用いているにもかかわらず、ボクシングの一流選手ですら拳の指の骨折の例がゴマンとあることを知れば、誰にでも分かるレベルである。

蛇足とは思うが、以上の内実に関しては二〇一五年三月三日（火）付『東京新聞』二十二頁にある女性の写真を見られたらよい。世界選手権の優勝者とある。だが、その拳の握りはまさしくここで説いている欠陥そのままの握りである。これでは本物の組手で顔面を突くとしたら、直ちに親指骨折となること受けあいである。

しかも問題はこれからである。あそこは拳の握りの構造をいささかも説いたのではなく、真剣に修練していると思っている人がそこで返事をする構造、つまり、返事ができるくらいではまじめに学んでいない、まじめに学ぶとは、返事が可能でないくらい、そのくらいのまじめさなのだ、という例を初心者の握りの心で説いただけである。主題は、それゆえ「武道への道のまじめな学びとは」なのである。

本題たる上達の構造はまだ始まったばかりでしかないのである。

第三編　大学初級生に、学的「認識論」の重要性を説く

第一章　学問としての認識論は武道・武技を極める

(一) 学的認識論はあらゆる認識的事実の論理的体系化である

元々、この認識論の講義は、大学初級生に説くために始めるつもりはなかったものである。それがなぜそうなったのかは、私が大学生に武道空手を教えていく流れの中で、現在の大学では、弁証法はおろか、認識論の基本課目すら、全く存在していないことを、強く思い知らされることになっていったからである。また、国会の質疑応答の中では、認識という言葉はしっかりと用いられているのに、大学の世界では認識という学的用語ではなく、悲しいことに素人レベルの認知という文字が大きく使用されているのが実状である。それだけに、この本来の認識論を説くことから大きくはずれての、「大学初級生版　認識論解説」として数章にわたって、続けてきたところである。

しかしながら、それではいつになっても認識論は認識学に、すなわち学問になることは不可能である(といくらまともに説いても愚痴となるだけであるが……)。とはいっても、少なくとも大学初級生には認識の基本を誰かが説くべきであり、それは、現在のところ、私しか適任者はいないと思うので、もう少しやさしく説いておきたい。大学初級生への認識論解説は、たしかに始まったばかりである。すなわち、認識論とは何かを大学初級生に分かってもらうべくその構造を説き始めたばかりであった。大事なことなので、その端緒から少し整理しながら始めるべきであろうと思う。

まず学問としての認識論をきちんと理解できるように、認識論に関わる基本的な事柄から説き始めていった。そもそも、学問としての認識論を歴史的にもっともまともに究明してきた学者は、本物の学問を志していた哲学者たちである。そこでそのそもそもの哲学とは何かを少し説明するとして、以下の内容を説いてきた。学的認識論に歴史的に深く関わってきたのが哲学であり、その端緒になったのがギリシャ時代の弁証法といわれるものであった。だが、哲学というレベルでの原点に学的にしっかりと関わったのは、個人のレベルで取りあげるならば、まずは最初の大哲学者であるアリストテレス（著作とされるものは『アリストテレス全集』として岩波書店から出版されている）であり、ほとんどの学者は取りあげることのない『神学大全』という大著をモノしたスコラ学派のトマス・アクィナスであり、古代ギリシャから約二千年もの時を経ての時代的完成者が、大哲学者たるヘーゲル（学問形成論を説いている『精神現象学 序論』は必読書であり、訳文は中央公論社版が見事である）である。

さて、その学的レベルで捉え返される哲学は、論理体系的にはいわば学一般とも説くべきものであり、別の言葉で現代風に説くならば、すべての各科学を貫いての科学一般（一般科学）というレベルでの学問の本質的構造論であり、そのレベルでの構造的具体論となるものである。

その学一般、あるいは科学一般なるものは、個別学科に収斂《シュウレン》する学という学を研鑽し、その構造的一般論ないし一般的構造論から発展して後、熟成されて学一般たる哲学となれるものなのである。このようなレベルにおける学問としての哲学の真の完成に向けての端緒につくことができたのが、かのアリストテレスであり、その途上でのトマス・アクィナスによるアリストテレス復活を果たした『神学大全』をふまえ、後に時を経ての時代的完成者がヘーゲルだったのである。言葉を換えて説くなら、学問レベルでの哲学形態の完成に関わる出発点をなしたのが、アリストテレスであり、そのアリストテレスの復活のきっかけをヨーロッパにもたらしたのがスコラ学派の重鎮たるトマス・アクィナスであり、それの実果を得て、その学的完成形態を体系化しようとして果たしかかったのがヘーゲルなのである。

このような哲学の形成過程の流れの中で認識論は研究されるようになってきたことである。なぜ認識論が哲学の重要な問題であったのかを説くならば、古代ギリシャ時代に、いわゆる頭脳活動を見事にしていく端緒をつけた人物がソクラテスであり、その端緒の構造に分けいっていく方法を見出した人物がプラトンだったのであるが、それがいかなる頭脳活動としての構造性を把持しているのか、は千年の月日を経ても分かることはなかったのである。それだけに近世からの哲学者たちは、その頭脳活動の実態を識るべく、努力をすることになる。この「頭脳活動とは何か」を識る（探究する）学問が認識論となっていくのである。

しかしながら、そのような努力がなされても、歴史上の哲学者のほとんどが、認識の実態かつ構造を把握することはなかったのである。それがなぜかは、人類の認識発展の歴史性だけに、大難問以上の困難さであったのである。いずれはどこかで、学的レベルで説きたい大問題なので、気持ちは大きくはやっているのであるが……、ここは簡単に説いておきたい。歴史上の大哲学者という大哲学者を含めて、なにゆえに認識論が学問というレベルで完成することがなかったのかの理由には、端的には二つある。

一つは、認識論とはそれは認識の問題であるからである。認識は脳(細胞)の運動であり活動である。これは誰の目にも絶対に見えることはない。見えない(見ることが不可能な)ものが分かるには、相当の学的能力(頭脳活動として視ることが可能な能力)が要求されるからである。このように説くと、大抵の大学初級生は、まずはポカン? となるであろう。何をあたりまえのことを大事そうに説こうとしているのだ!? と。あるいは「そんなバカなことをいっていいのか」との思いが瞬時に走った人もいるであろう。それは承知の上で説くのであるが、通常の人(学者を含めて)には「認識論が学的レベルで完成しないのは、それが認識を対象とする学問だからだ」という言葉の持つ重大な、隠れた裏の意味が分からないからなのだ、といってよい。ここが深刻に分かるのは(この文言が万貫の重みを持って迫ってくるのは)、自らの専門が学的認識論を中心とするものになった少数の人だけだからである。

曰く、哲学者(現代の哲学者は省く)、曰く、精神医学者、曰く、偉大なる教育者、などといった、ごく少数の分野の人だけである。それ以外の分野の人は、ではどうして関係ないのか、と問われよう。

これは、たしかに少しは関係はあることになるものの、しかし、認識に論理的・事実的に関係があるだ《ヽ》け《ヽ》の人は、人生を賭して「認識とは何か」に挑むことはまずないだけに、大難関とはならないし、他人事として済ませることができるからでもある。すなわち、「それは認識論の問題であるから」として逃げることができるし、「認識論抜きには正解は不可能である」と大上段に振りかぶるだけでも済むこともあるから、である。それだけに、これらの単に関係のある人は、ほとんどは認識を自らの問題とすることがないだけに、「認識論とは認識の問題を解くことである」との言葉の重みをまともに感じることは、まずありえず、ゆえに、ごく少数の人だと説くのである。では、これらごく少数の人は、「なにゆえに認識を重く感じていったのであろうか」が、問われることになろう。少し説いてみたい。

「認識論とは認識の問題である」とは、「認識論とは、認識の問題を解くことである」ということであり、「認識の問題を解くとは、認識に関わるあらゆる問題を解くことである」のである。そしてまたこれは、「認識の問題を解くとは、認識が関わるあらゆる問題を解くこと」でもあるわけである。

難関だということが、少しは諸氏にも感じられるだろうか。

認識に関わる問題といい、認識が関わる問題といい、これらはすべてに認識が関係しているのであるから、その関係している肝心の認識なるものが分からなければどうにもなるはずがないものである。

すなわち肝心の認識を知らないで、認識が関係するものが分かるわけもない、と説くと「えっ？」となってもらっては困る。理由は、認識が関係しているというにしても、認識が関係していないと説くにしても、肝心の認識とは何かをまともに知らないで、それが関係しているかいないかが分かるわけがないからである。それだけに、学者たる人は否応なしに、認識とは何かを知るべく努めるハメになるのである。だが、である。この肝心の認識はすべて、正体不明なのである。

「我惟う、故に我あり」（Cogito, ergo sum. 日本語では「我思う、故に我あり」との訳も見られるが、デカルトの cogito は「思う」ではなく「惟う」と訳す方が適切である）と、ようやくにしてツブヤくハメになった過去の哲学者デカルトを例に出すまでもなく、「本当の僕はどれなのだ!?」と嘆く人々の悲痛な声を耳にするだけでも、認識とは大変なものだなあと感じるはずである。「コロコロと変わりやすきは人の心、変わらぬようにココロして保て」と金言をもじって説明してみても始まらないのである。なにしろ、肝心の認識＝心が分かっていないのであるから。

（二）学的認識論構築への歴史性ある遺産

それだけにこれは、哲学上の大問題となり、「思惟と存在」の問題として観念論と唯物論に分かれての大論争だったことである。哲学はここに大きく関わりながら、二千年にもわたって学者を大きく悩ませてきたのである。西田幾多郎の「純粋経験」（『善の研究』所収）もこの問題の解答への一つの苦しみなのである、と諸氏には分かってほしいことである。

こうした二千年にわたっての人類の認識問題の研鑽の歴史の流れの中で、ようやく問題は解けてきたのである、と説くべきなのであろうが、残念ながら「解答はまだ出ていない」のである。

では、それら哲学者の努力は虚《ムナ》しいものだったのであろうかといえば、少しは発展してきているのだといってよい。正解はまだなくとも、それでも合格点をつけてもよい哲学者や少数の学者は出てきているからである。紹介しておこう。まず、大哲学者とされているカントである。大哲学者ヘーゲルの偉大さも、カント抜きではありえないのは世間の常識である。そのカントの著書を二冊ほど挙げておきたい。

『純粋理性批判』(篠田英雄訳、岩波文庫)
『啓蒙とは何か』(篠田英雄訳、岩波文庫)

『啓蒙とは何か』は高校生にもきちんと読めるレベルなので、大学初級生には当然のように、カントへの入門書として挙げられよう。

次は、大哲学者ヘーゲルである。この大哲学者の認識論は観念論哲学の立場からは満点に近くあるといってよい。私は観念論者でなくてよかったと思うことが時折あると説いておいたが、その時折の一人が、先に紹介した『日本拳法』の澤山宗海であり、他の一人に、この大ヘーゲルがいるのである。幸いにして私は、この両者のどれにも全く関係なく育って一人前(?)になることができたことである。私は全く別のルート=世界観を辿って頂上へ立つことができたといってよい。鈍才の私が秀才並になることができたのは、唯物論と弁証法のお蔭でもあったのである。

大ヘーゲルをいずれ読破してみたいと思っている大学初級生がもしいるとしたら、すなわち哲学を学ぶ人生を選んだ折には、当初は絶対に、ヘーゲルを「先生にしない」ことである。必ず、立ち直れないレベルで精神が折れてしまうからである。では、何を！　と問われれば、私同様にまずは唯物論と弁証法である。さて、そのヘーゲルの著作としては以下の二冊が代表的なものとして挙げられよう。

『哲学史』（武市健人他訳、岩波書店）
『歴史哲学』（武市健人訳、岩波書店）

もしかすると諸氏は、「どうして認識論に、どうして認識とは何かを学ぶのに、そして認識を論として展開できる実力があり、学として見事というレベルで合格点をつけてもよい大学者であるというのに、紹介する著書に歴史という題がつくのだ、なぜ認識という題がつく書物ではないのだ。カントの『純粋理性批判』ならば、まだ理性という文字があるので、そうかなあと思えないことはないが、だが、ヘーゲルの場合はどうして歴史の書物なのだ」と驚くことになるかもしれない。

だがこれは、世界最高の哲学を完成した大哲学者たる、ヘーゲルの特異性なのだ、と分かるべきなのである。にもかかわらず、である。ここのところが、この特異性が哲学者を含めて大多数の学者には理解できていないのである。それだけに到底、諸氏には理解不能であろう。だが、である。実際のヘーゲルの著作はそう難しいものではないのである。

詳しくはいずれとなるが、ヘーゲルの著作はほとんどが、学的レベルの認識論として見ても、すばらしいものがあるのである。というのは、ヘーゲルの全著作を貫く論理はすべて「絶対精神」の自己運動一辺倒なのである。ここで「絶対精神」とは、唯物論的には認識の大本であり、原点なのであり、かつ終局となるところの頭脳活動の大本たる学的論理能力のことなのであるが、その「絶対精神」の一般性が全著作に論理性として実存するのだから、彼の全著作、特に、歴史書はすべてにわたって人類の認識の原点であるとヘーゲルがなすところの「絶対精神」の自己運動であり、その「絶対精神」たる自己が進化して、まずは自然となり、そこから社会へ、そして精神へと発展し、最後には自らの大本たる絶対精神へと収斂する過程的構造の論理がヘーゲルの学問の大きな柱なのである。

そしてそれは、彼、ヘーゲルにあっては「絶対精神」の原形たる認識が、精神から理念へ、そしてその理念からの概念への発展的活動であり、つまりは一大認識の進化発展の運動そのものであるだけに、彼、ヘーゲルの著作の本質は絶対精神すなわち「認識論」の展開なのだといえるのである。それがヘーゲルの学問であり、体系となるものなのである。

だからこそ、ヘーゲルの認識論が、すなわち、ヘーゲル流の認識とは何かが、観念論の立場からは満点に近い所以であり、それがあればこそ、ヘーゲルは自らの立場でカント哲学の不足分を補えて自らの学を完成できた、といってよいくらいなのである。カントの「物自体」論・「二律背反」論の観念＝概念を経ずしては、ヘーゲル哲学の完成、すなわち、絶対精神、絶対理念の彼の立場からなる完結性、世界の統括は、そしてその歴史上の偉大性は絶対になかったのだと、あえて初心者でしかない諸氏にもしっかり説いておきたい。認識論が分かるには、認識論を学問として完成させるには、認識を分かることなしにはありえないように、ヘーゲル哲学の完成には「絶対精神」が、つまり、この「絶対精神」としての体系性を把持した概念構成がぜひに必要だったのである。認識の問題は、これは当然ながら観念の問題であるだけに、唯物論者ではほとんど駄目だと断言可能なのである。その通りに唯物論哲学者からは、カントやヘーゲルに並ぶ偉人は輩出どころか、ほとんど出てきてはいない。でも、あえて挙げればマルクス、エンゲルスに加えて独自に哲学を学んだとされるヨゼフ・ディーツゲンだけは挙げてもよいかな……と思う。ディーツゲンの代表作としては、次のものがよいであろう。

『マルキシズム認識論』(石川準十郎訳、改造文庫)

ところが面白いことに、このディーツゲンの著書は、彼の『人間の頭脳活動の本質』(小松摂郎訳、岩波文庫)や『哲学の実果』(山川 均訳、改造文庫)に比して、ディーツゲンの弟子をもって任じていた恩師三浦つとむをも含めてほとんど評価されていない。理由は不明であるが、おそらく、評価できるほどの哲学的というより、認識論的実力を持った人がいなかったから、が正解だと思われる。

さてここで、認識論に関わった実力者の一人として精神医学のフロイトを、ぜひに挙げておくべきであろう。たしかに彼は、認識論を専門としたいわゆる哲学者ではない。しかしながら、哲学者が真に学者としての誇りを持っているなら、認識の異常な発展形態をも究明すべきはずのものである。しかし、カント以外の哲学者にはそれは無理であった。カントは以下のように説くのである。

医者がそうした身体的な病気からくる症状を全然認めないのにうわごとをいう者だけが、精神異常といわれる。狂っているという言葉はただそれのソフトな表現にすぎない。したがって、仮にある人間が故意に凶悪犯罪を起こしたとして、その行為のゆえに彼に罪を帰すかどうか、帰すとしたらどういう罪名を着せるかが目下問題であり、それゆえ彼が犯行当時狂っていたかどうかをあらかじめ判定しなければならないような場合には、裁判官は被告を医学部に付託することはできないのであって、（裁判所の権限外のことなのだから）哲学部へ行くよう彼に命じる義務がある。というのは、被告がその犯罪をなす際に彼本来の悟性能力ないし判断能力が彼にあったかどうかという問題はどこまでも心理学の問題であるから、たしかに時に魂の器官の身体的な混乱が原因となって（どんな人間でも内にもっている）義務の法則にわざと違反するということが起こるかもしれないからであるが、他方医者や生理学者はそもそもそうした凶行の発作を解明したり、（身体的な解剖を施さずに）その発作を予見したりできるほどに人間における機械面に深く通じるまでには、遠く及んでいないのである。ましてや裁判官の処方箋（medicina forensis 法医学）は——犯行者の心の状態が狂っていたのかそれとも健全な悟性〔常識〕をもちながらなされた決心だったのかという点が問題である場合には——裁判官が何も理解してない他人の仕事に対する干渉であって、だから裁判官は少なくともその仕事を自分の職権には属さないものと認めて〔たとえ医学部にであろうとも〕別の学部に引き渡さなけれ

ばならない。(カント「実用的見地における人間学」渋谷治美訳『カント全集15』所収、岩波書店)

さて、哲学者がほとんど不可能なその異常認識(たとえば精神病たるヒステリー)に関わってのフロイトの研鑽は、すばらしいものがあったといってよい。「精神医学の研究は哲学者にして初めてなしうる」と豪語した先のカントも、フロイトの研究には一目置かなければならないといってよいであろう。

代表作を挙げておこう。

『改訳 精神分析入門』(安田徳太郎、安田一郎訳、角川文庫)

以上のような大先達の著作を、自らの実力として養成して初めて、「認識とは何か」の構造に僅かながらではあるが、立ち入ることが可能となっていくものである。だが誰もがそこに気がつくことなく、したがって、誰もが学的レベルでの認識論の構造に辿りつくことはなかったのである。

これが、認識論が学問というレベルで歴史的に完成できていない大きな理由の一つである。

二つは、認識の肝心の正体=実態が、世界観によって大きく二つに分かたれてきているからである。

仮に、どちらかの世界観、すなわち、たとえば観念論の立場に立つとなると、認識は当初から実在する、こういうことになるのである、観念論では。それだけに、認識はある(初めから存在している)のであるから、それをどう把握していくのかが大きく問題となるが、それはともかくとして、ある（存在している）以上は、その原点は究明することはない。つまり、ある（存在している）ことを前提として研究は出発するのである。いってみれば出自は問題にしないのである。実は大変なことなのである。「我惟う、故に我あり」（デカルト）からの出発になり、「我」がどこから出たのかは関係ないことになるからである。これが唯物論であると、「認識は対象の反映であり、それを原景としながら脳（細胞）の中に創出されていく像である」と説くのである。それからどうなるのか、は、実はこれには「問いかけ」もあり、「認識の実体・実態はその反映と問いかけとの統一である」で終わるのである。

これだけでは「えっ！　そんなムチャな」と諸氏は反発したくなるはずである。以上のように、世界観のどちらの立場に立っても、原基形態としての認識の正体、実態はこれだけなのである。それだけに、諸氏、特に大学初級生に認識論とは何かが少しも分からなくても、それは哲学者の責任であって諸氏の能力の問題ではないと思ってよいのである。

学問的にそこの分からない箇所をきちんと説くには、原点＝原基形態をしっかりと押さえて、研究していく以外にないのである。私の場合、そのための研鑽がどれほどのものであったかは、『武道と認識の理論Ⅰ』（『南郷継正　武道哲学　著作・講義全集』第九巻所収、現代社）で説いておいたように、である。以上、肝心の哲学にも、認識論が大きく不在の所以を軽く説いておいた。では、ということで、何回目ともなる「認識とは何か」、「認識論とはいかなる学問か」、について説いていきたい。

（三）認識論の構造を説く

認識論とは何かがどうしても分からない、との声はよく聞かれることである。これは無理もないことである。なぜなら、本来認識論を専門としていなければならないはずの、その専門家たる哲学者が誰一人としてそこを分かる努力をしていないのであるから。それゆえ、これは諸氏の能力や不勉強の問題ではないことを、ここで再度、説いておきたい。

そこで、肝心の認識論を繰り返し説いていくことにしたい。だが、世の中には、この私のくどさを嫌がる人もいると思う。つまり、分かりきったことを度々説くな！　ということであろう。だが、である。そのような人にかぎって、文字は知っていても、あるいは識ってはいても、その文字の解釈はできても、その文字の論理すなわち、概念には全く無知の場合が非常に多い。この事柄については、大哲学者へーゲルが『精神現象学 序論』で「概念の労苦」を！　としっかり説いているのであるが、誰もがそこを分かる努力をしていないように、である。そもそも現代の学者は哲学者をも含めて、「概念」という哲学上の論理的意義をまともに学ぼうともしないままに、『広辞苑』などの国語辞典の説明で分かっているつもりになっているだけに怖いことである。冗談半分で説けば、微分・積分学とは、微かに分かっただけで、分かった積もりの学問であると説くようなことである、と分かってほしいものである。

認識論とは、たしかに読んで字のごとくに認識を問う学問である。ここで認識とは端的には、人間の頭脳活動のすべてを問うことであり、簡単には、アタマの働きとココロの働きのすべてに関してである。アタマの働きとは、説くまでもないことであるが、小学校から大学教育までの全課目を勉強した上で、それを用いることを考えてほしい。ココロの働きとは、「ココロこそココロ転がすココロなれ、ココロにココロ、ココロしていよ」との金言にあるような、そんなココロの働き、つまり、遊びたい、食べたい、暴走したい、殺したいなどの日常問題とか、ヒステリーや精神分裂などの精神病の問題とか、善や悪などの道徳の問題とかの、世の中で起きているいろいろなココロの問題である。

認識論とは先に説いたことに加えて、これらの認識の過程かつ現在、そして未来を歴史形態的に論理的に問うて論じるものである。端的には、人間の頭脳活動たる認識を、歴史的・構造的・具体的に探究して、それらを論理化し、理論として学的に体系づける学問なのである。

これは大きく分けると三つの部門となる。

一つは、人間はどのように発展してきて現在の人間になったのかを、認識から捉え返した人類の認識としての発展過程の論理構造を説くこと。

二つは、人間は一般的にいかなる認識の発展過程を把持しているのか、かつ、いかなる発展過程を把持させるべきかの論理構造を説くこと。

三つは、人間の認識の一般的発展ではなく、個としての人間、社会的個人としての人間の認識の発展過程の論理構造を説くこと。

一番目は、前にも説いたことだが、これは現在文化史として存在するものの、学的レベルにおける論理化である。これの最高形態が、哲学の発展の構造史（事実的に哲学者や哲学書などを紹介していくことではない）として現象しているものと考えてほしい。教材としては前出のヘーゲル『哲学史』が基本であり、『歴史哲学』が要《カナメ》となる。

二番目は、社会的個人としての人間は、個人としてはともかく、一般的にはいかなる過程の認識を経ているのか、そしてそれはなにゆえか、またその認識は、本来どのような過程を経ていくべきなのかを、人間の歴史をふまえて、人間いかに生かすべきか（生くべきかの誤植ではない）の論理構造を説くことである。ここを簡単に分かるには、保育園・幼稚園を含んだ日本の教育の流れを、その教材、特に教科書を一列に並べて見渡すことである。もちろんこれは、公の面だけであるので、これですべての事実としてはならない。しかし、大きな流れであることは、確かである。簡単には、以上の論理を学的に把握できれば、そこから生みだされるはずのレジメが教育の構造の一般論たる教育学の大きな一つの柱となる。

三番目は、現代までの歴史上の精神医学・心理学の集大成を考えてみてほしい。

それらを事実として集大成し、そこに横たわる、個としての認識の正常から異常、そして異常から精神病への過程の論理を過程的構造として把握することが、まずは出発点である。端的にやさしくは、人間の心の正常かつ異常の発達過程の論理を説くことだと考えてほしい。

少し難しくなったが、具体レベルでやさしくは、人間の一般的・特殊的・個性的なアタマとココロに関する問題を個性的事象に大きく振って、そこを論理的に究め、理論化し、体系化しながら学問化していくことなのである。たとえば、以前の事例で説けば、連続幼児殺害事件の「宮崎　勤問題」を、（一）人類の発展からと（二）人間の発達過程からとをふまえて、（三）大きく彼、宮崎　勤の家庭環境での育ちから説くことであり、新宿バス放火事件の犯人のアタマとココロを解く問題でもあり、両親バット殺人事件を解くことだと理解できればよいと思う。ここの教材は、以下である。

『赤毛のアン』（モンゴメリー、村岡花子訳、新潮社）
『ヘレン・ケラーはどう教育されたか――サリバン先生の記録』（サリバン、槇　恭子訳、明治図書）
映画『奇跡の人』モノクロ版（アーサー・ペン監督）
『ワイルド・ソウル』（垣根涼介、幻冬社）
『ガラスの仮面』（美内すずえ、白泉社）
『心では重すぎる』（大沢在昌、光文社）
『闇の底』（薬丸　岳、講談社）

ただ、認識論のそれぞれの特殊性からなる論理の性質を無視すれば、（一）、（二）、（三）のどれからも、それなりの解答は出せるものであるが、学的認識論、すなわち、学的レベルの認識学としては、（一）、（二）、（三）の特殊性をふまえての統合性たる一般性から止揚レベルで説ききれてこそ、哲学的に認識を知った、かつ、駆使できた！　といってよいのである。

（四）学的認識論は武道・武技を極める

以上をきちんと学的レベルで、つまり学問として、もっと説けば、人類の文化遺産として千載青史（辞書を参照）に伝えられるレベルで説いていくことが、本来たるこの『講義』シリーズの存在理由の一つであり、使命なのである、と私は覚悟してきている。

「宮崎　勤」がどうして関係してくるのだ？　と不審に思う諸氏もあるだろう。たしかに宮崎　勤論は武道空手に、そして武道に直接に関係はない。しかし、このレベルの問題を解ききる実力なしには、たとえば「武道の極意」を理論的に説くことなど、絶対にできないのである。すなわちこのレベルの認識論の実力抜きでは、極意書たる『猫の妙術』など武道論としては、到底説くことができないからである。

その通りに、「極意書」の数々を歴史的に誇る剣道界ですら、いまだに自らの専門書たるべき『猫の妙術』を説ききれた御仁は、誰一人としていないのである。また、宮本武蔵の『五輪書』すら恣意《シイ》的に解釈するばかりで、誰一人として学的技術論として説いた人はいないのも、同じ理由からである。

けさのことば　岡井　隆

目の玉うごかずして、両わきを見ること肝心要也《なり》。（『五輪書』渡辺一郎校注、宮本武蔵）

見るというのは「観」と「見」の二つがあり、「見」は目で見る、「観」とは心で観るのだという。「目の玉」は対象を直視する。心は「両脇」を察知する。そんなことができるのだろうか。武蔵ほどの兵法の達人でも、平素からの心がけと長い訓練とが必要だったという。

（東京新聞、二〇一〇年一月八日）

以上を読んでの、諸氏の感想はいかがであろうか。宮本武蔵という兵法者はそれだけすごかったのだ！　と思うだろうか。それとも、これは少しオーバーだなと思うのだろうか。執筆者は、そんなことができるのだろうかと自問自答ならぬ疑問を呈していながら、どこかの他人の文言でもって、その疑問を以下のように納得しようとしているようである。すなわち、宮本武蔵ほどの兵法の達人でも、平素からの心がけと長い訓練とが必要だったのだ、と。そして「見るというのは「観」と「見」の二つがあり、「見」は目で見る、「観」とは心で観るのだという」と、同じくどこかの他人ならぬ武蔵自身の言葉をワザワザ引用して、「目の玉」は対象を直視する、心は「両脇」を察知する、とあらぬ説明を行っている。武道を修練している諸氏なら、このことをどう思うのであろうか。

私の何十年もの武道実践からなる解答は以下である。引用文は「目の玉うごかずして、両わきを見ること肝心要也」とあるように、これは目の玉を動かさないで両脇を含めた前方をしっかりと見つめるべしとの悟しである。加えて、ここでは観とは心の中で観るとのバカみたいなことではなく、現実の闘いの場の全体像をしっかり把握できるように一般的に観てとることである。すなわち、これは観劇の観であり、観覧の観なのである。端的には、敵の技法そのものを全体性として観てとることに加え、敵の一般的な武術的真の実力を観てとることとの総合力なのである。これなどは武道家であると、公に名乗っている人であれば誰でも修練していることである。十年もの訓練で諸氏の誰にでも可能となる兵法の一つである。私自身は武道空手を教え始めることにより、数年ならずして可能となったことであった。しかし、残念なことに、宮本武蔵自身が観は心で観るとなしていることである。武蔵ほどの人物でも、現実の闘いの場を論理的・認識論的には悟りきれてはいなかったのか、と思って、少し失望したことである。

　認識論という言葉を学的、理論的に分かることなく、単に哲学書や、認識論という名の書物を読んで分かってしまっては、まず駄目である。それらの書物は、自らは認識論的実践を行うことなしに、ただただ歴史的な知識を恣意的に書き連ねているだけだからである。私はそれこそ、以上を分かるために死ぬ思いの実践を何十年と積み重ねてきたことである。一連の著作で説いてきているように、認識論を学的レベルで打ち立てるためだけでも、約二十年の月日を要したのである。大筋は『全集』第九巻所収『武道と認識の理論Ⅰ』を参照してもらうとして、端的には、哲学の歴史的な歩みを自らの歩みとなしながらの、武道をそして組織を研究母体としながらの、これは何十年もの研鑽《ケンサン》だったのである。

　しかもこれは、「桃太郎の繰り返し」「零からの出発かつ再出発」と何回も説くように、簡単には、私は組織のトップに立って以来も、初心者の白帯たるその場突き・その場蹴りから上級位たる参段程度までの闘いの訓練＝練習過程を十年単位で何回も繰り返してきたのである。つまり、十年ごとに初心者たる白帯の技・形は当然のこと、赤ちゃん体操を含めての水汲み、庭掃き、道場掃除、トイレ掃除等々から自らの実体・認識で学び直して、上達の構造を究め直してきたものである。

以上の練習・訓練を抜きにしては武道の、そして武道空手の上達法は云々できないからである。これなくしては上達の構造は解明できないからである。十年単位を何回か繰り返して研究し直してこそ、たとえば幕末の三大剣豪たる大石 進の「門を閉じての三年間の修行」の内容のすばらしさが把握できていくのであり、宮本武蔵の『五輪書』の下地が、かつて誰もが説くことのなかった彼がいかなる修行をなしたかの事実が、視えてくるというものなのである。そこまでの実験的修練なしには何人《ナニビト》たりとも何も視えてはこないし、かつ、分からないものなのである。

「俺の強さを見ろ！」と大きな顔をしているだけではどうしようもないのである。学的とは少しの華やかさもないものであり、ただただ泥まみれの毎日をひたすらに、の研究実践あるのみなのである。「強さ自体を求めて」、だけでは武道世界における理論的研究の一片もないのである。

本『講義』シリーズは、そういった血と汗と涙の研究の成果であり、結晶なのである。

第二章　認識（＝感性）の力は社会的なものに育てよう

（一）認識力＝感性力は社会的に育つ

前章では、「認識論は認識の論理的体系化であること」を説き始めた。そして、認識の柱とすべきものとして三つのものがあり、それは以下であると説いてきた。

一つは、人間はどのように発展してきて現在の人間になったのかを、認識から捉え返した人類の認識としての発展過程の論理構造を説くこと。

二つは、人間は一般的にいかなる認識の発展過程を把持しているのか、かつ、いかなる発展過程を把持させるべきかの認識構造を説くこと。

三つは、人間の認識の一般的発展ではなく、個としての人間、社会的個人としての人間の認識の発展過程の論理構造を説くこと。

これらをきちんと学的レベルで、もっと説けば人類の文化遺産として千載青史に伝えられるレベルで学問化していくことが、この本『講義』の存在理由の一つであり、使命なのである、で結んでおいた。

以上を通常の大学初級生に理解してもらえるようにと、思いきりやさしく説いたつもりであったが、読み返してみればみるほどに難しい内容でしかなかった、と反省しきりである。しかしながら、この流れを大学初級生や、大人がまともに読んでいけたとすれば、その人は大きくぞっとしているはずである。それは認識論というものの正体・実態の、今までに隠されてきた部分が、オボロゲながらも現われてきたからである。「まさか、こんなものが認識論だったとは」との思いや、「いや、こんなものが認識論であってよいわけがない」とかの思いが、支離滅裂ながら（!?）走ってくるはずだからである。

もっとも、「私は少しもぞっとなんかしていない」と強弁したい人もいるかもしれない。これは分かることのない人が少しもぞっとしないのと同じ理由である。「ぞっとしないのにも理由があるのか」と思う諸氏もいることであろう。このことはぞっとするというより、ぞっとできるといってもよいと思うが、このぞっとしない人は、ぞっとしていないのではなく、ぞっとできない心の持ち主、つまり心が浅い人だと思うからである。なぜかは、ぞっとする＝ぞっとできることも、その個人の認識の深みという実力の問題だからである。つまり、ぞっとするにはぞっとするだけの実力が必要だからである。

このように一般的に説くだけでは、大学初級生には、ますますトンチンカンかもしれないので、少し具体性を入れてみたい。

テレビのホラードラマでぞっとするには、ぞっとするだけの実力が必要なのである。このように具体性を少し加味すると、大学初級生でも少しは分かったような気がしてくるはずである。

このホラー（ホラー映画でもよいのだが）の恐怖を、現代の青少年はぞっとすることなく、いとも軽やかに楽しんでいると聞くことがある。恐怖は恐怖そのものであるはずなのに、彼らは恐怖を楽しんでいるのである。「恐怖を楽しんで何がまずいのか」とのまじめな質問が出るかもしれない。「たかが映画じゃないか。ホラーじゃないか」と。

だが、これは構造に立ちいってみると怖いことなのである。つまり、これは恐怖が楽しいからではなく、恐怖を楽しむ実力があるからでもなく、端的には、恐怖をも他の感情と同じレベルで味わえるからなのである。恐怖を喜怒哀楽のレベルで味わっているからなのかもしれないからである。

もっと説けば、恐怖を恐怖そのものとして味わう実力、すなわち認識的実力＝感性的実力＝感情力に欠けているからなのである。念のために説くが、ここでぞっとする実力とは、認識の実力であって本能の実力ではない。それだけに、これがどういうことなのかを説くことも認識論の一つなのである。

本能の実力は自然的に育ってくるものであるが、認識の実力は自然的に育てると、ほとんどがイビツになってしまいかねないことになる。少し説けば、認識の実力は教育されることによって、すなわち、赤ん坊から思春期である中学生になる頃までの育ち方、もっと説けば、その頃までの親の、周囲の、友人の、学校の、読書の、音楽の関わりの中で訓練されて初めてまともに育つものであり、実力として花開く基盤が達成されることになるものである。

ここで「認識の実力とは」を別言するならば、これは人《ヒト》が人間になるための基礎的実力であり、人《ヒト》が人間として生活できるための基本的実力ともなるものなのである。だが、このように説いても大学初級生には、さっぱり分からないと思う。すると、「だったら、そんな難しい話はやめてしまったら」との声もありそうである。しかしながら、「そうだね、やめようか」というわけにはいかないほどの大事なことがこの中にはあるのである。そしてこれは、武道の上達にはとても大切なことでもある。そのためには、認識論というレベルで認識のイロハから、つまり、認識の生生発展のＡＢＣから説かなければならないのだが、いずれ、時と場所を得て、ということになろう。

さて、ここで想起してほしいことがある。それは、第一章で取りあげた連続幼児殺害事件の犯人は、この認識の実力が浅かったし、薄かったという大切な一事である。それがどう浅かったのか、どう薄かったのかを説く実力をつけるべく学ぶのは、認識論の三番目の柱の役目なのである。

「しかし、それがどうしてこの『講義』と関わるのか、さっぱり分からない」となる大学初級生もいると思う。そこで少し説明しておこう。三番目の認識論は、人間の認識の個としての、個に的を絞った認識の発育・発達をその過程的構造論として展開することであった。これは、ある人間がいる場合、その人がいかなる人格形成、個性形成、情緒形成をやってきたのかを見る術を養成することでもあるのである。具体的には、なぜ弱虫なのか、なぜすぐいじめにあうのか、なぜ集中力がないのか、なぜすぐに疲れるのか、なぜ人と話をしたがらないのか、なぜ人をいじめたがるのか、なぜ音楽だけに夢中になるのかという、現時点での形成されてきた個性の過程的構造を見抜く術でもあるものだから、である。

端的には、人間の認識の発展過程を一般性としてふまえながら、ある個人が成長していく流れの中で、その個人の人格、性格がいかに個性として形成されていくのか、つまり、その個人が人間として成長しながら、その人間的一般性がいかに個性、すなわち、その人らしさとして現象してくるのかを、その個人の赤ん坊から思春期時代までの小社会における家族関係から偶然の出会い関係を大きく把持しきることによって、白日の下に晒しだす方法論を己がものにする＝術を養うことにもなるのである。

「心理学と何か似ているようである。そんなものと考えてよいのだろうか」と質問も出そうである。簡単な答としては、「そうとってもよい」である。本当は全く違うのであるが、まじめな心理学者なら、心から望んでいる方法論がここに存在しているのであるから、まあ、そういってよいだろうと思う。

（二）心理学が学問となるには

心理学者は、ほとんどの人が観念論の立場から問題を解きにかかるから、どうしても正解が出せなくなるものである。なぜ観念論だと駄目なのかは、観念論は観念絶対論だからである。すなわち、観念の一つである心を観念の立場、つまり、心から説くことになるからである。

もっとも、心理学者は観念と心の区別、あるいは心と心理の区別、もっと説けば心と心裏（裡）の区別すら、はっきりさせられないかもしれないが……。なぜなら、これらは理論的にはすべて「観念で統括されるもの」だからである。もっともこれは心で統括することも可能ではあるのだが。「では、同じことになるのでは？」との疑問が湧くことであろうから、少しはっきりさせておこう。

前者では、心と知識は統括可能であるが、後者ではそれが不可能なのである。つまり、後者は学的論理としてのレベルが低いからなのである。それだけに学問には程遠くなるのである。

そもそも、観念といい、心といい、これらは脳(細胞)の機能として個人の中に成長してくる。つまり、赤ん坊の時点からの発生・発育してくる認識の一形態である。それだけに、実体の成長過程を無視して説くことは無謀そのものとなる。つまり、生理学上の、そして医学上の大いなる研鑽の中身がまずは厳しく問われるものなのである。これは心理や、心裏(裡)の探究だけではどうにもならないことである。

それに加えて、観念といい、心といい、これらは認識そのものの構造に立ちいった論理的把握からなる(構造に立ちいることによって学問として把捉する論理としての)概念であるだけに、一般的には認識そのものなのである。ここで認識とはを大仰に説くまでもなく、これは個人としての脳(細胞)の機能たる像そのものでありながら、これはまた個人そのもののままの像ではありえないのである。

認識は個人の頭脳活動として生生発展しているとの現象を呈してはいるものの、そして個人の脳(細胞)の機能＝働きでありながらも、絶対的といえるほどに社会的なのである。つまり、認識は個人の頭脳の働きでありながら、絶対に直接に社会的なのである。それゆえ、いかなる心といえども、絶対に社会性を帯びて育ってくるものだけに、社会の研究、特に文化レベルにおける政治、経済を含めた社会の研究が手抜きになっては、いかなる心理構造も学的レベルでは解けなくなるのである。すなわち心理学者として成功するには、生理学、医学の実力(知識ではない)の上に、社会に関しての現代の政治学、経済学レベルの実力を把持できていることが最低の条件となるのである。

以上をふまえれば、少しは次の事柄が初級生にもおぼろげながら分かってきてもよいと思う。フロイトがあれほどの偉業といってもよい学的研鑽の成果があったのに、なぜフロイトの後には、ユング程度の研究者しか誕生せず、真の意味におけるいわゆるフロイト二世の出現がなかったのか。なにゆえに、フロイト理論が現代においてマガイモノ扱いされている現実があるのか、という一事の謎がである。そうである。認識に関わる病、神経に関わる病の原因の大半は、その患者の内部すなわち心にあるのではない、ということである。ところが治療者は心の内部にのみ原因を追い求め、フロイト的に答を出そうとしがちなのである。これでは成功するもしないも運次第となりかねないことになろう。

現代においては、フロイトの通りにやったがどうにも成功しなかった、というのは当然のことだということである。フロイトの成功は、偶然的にもその社会の認識的在り方をふまえることができていた、という点にあることを分かるべきなのである。そこを見抜けずに、フロイト当時の社会関係の認識からなる治し方、解き方をそのまま持ってくるだけではどうにも成功しないのは、認識が社会性であるだけに当然のことである、と分かるべきなのである。

さて、肝心の連続幼児殺害事件の犯人の認識の実力が薄かった、ホラー映画を楽しむレベルでの恐怖心しかなかったとのことが、なにゆえに武道に必要かは、武道の極意書とされている『猫の妙術』が解けなかったことにも関わると説いておいた。普通の人が、「極意書」とされている『猫の妙術』を読んで不思議に思うことは、なにゆえに老猫が強いと説いているのかということであるが、端的にはあれが武術の生き死にに関わる認識の問題であり、生死を賭けての認識の偉大性なのだ、ということである。

しかし、ここでもっとも大事なことを、ここを武道家を含め誰もが問題にしないこと、である。大事なこととは、これは本物の、見事に斬れる刀での生命のやりとりをしているということ、すなわち、互いに死を目前にしている状態だ、ということを論じようとしないことである。単に老猫の話ではないことの意味を説こうとしないから、分からないのである。「剣の極意は相打ちにあり」という場合の極意の問題であり、これは相打ちなる実体術の問題ではなく、斬れ味の見事な刀で殺される！ の問題なのである。すなわち究極的認識の実力、つまり、認識的術技なのである。どのようなものかを説けば、「殺されてもよい、死んでもよい」ということである。

これらは認識論抜きにしては、つまり、連続幼児殺害事件の犯人の心を解く実力抜きにしてはまずは不可能なことなのである。ここで一言断っておくが、これは認識力、つまり認識論としての実力であって、弁証法といわれる学問の実力だけでは駄目なのである。弁証法は、それ自体としては認識の謎を直接に解くことはありえないからである。弁証法が認識の謎を解くかに思えるのは、それは認識とは何かが過程的な像として解けている場合にのみ、である。そこに弁証法性が見出せた場合にのみである。根本的には、認識はまずは認識の原点から解くべきものであり、そこに直接的に弁証法が出しゃばる余地は僅かなものなのである。それゆえ、弁証法だけを百年研究してみても、武道や宗教の問題は解けることはないのである。武道は人間の認識＝精神＝心が行うものであり、人としての精神の道なのである。そもそも人間は認識的実在であるがゆえに、まずは認識を問わなければ、もっと正確には、問うことができなければならないのである。

連続幼児殺害事件の犯人の認識的実力はいかほどのものであったのかについて、そしてその心がどのように成長したものかについては、私はきちんと解けていた。これは、私の講義の内容が証明している。その「講義」とは、直接にはわが武道空手の講習会・合宿での講義であり、間接にはこの本『講義』シリーズの思春期認識・実体の論理構造で分かってほしい。武道空手合宿での講義というと、諸氏の大半にはピンとこないかもしれない。私の行う合宿には、武道空手合宿と学究合宿とがある。学究合宿とは、『武道と認識の理論Ⅰ・Ⅱ』(『全集』第九巻・第十巻所収)等で少し紹介した、たとえば、物理学や経済学や医学や生物学等、自分の専門分野に関する学問を確立して歴史に名を残すレベルの学者(武道学ではなく)の養成教育の一つの過程である。これに講義があるのはあたりまえである。しかし大方の諸氏の予想を裏切るかもしれないが、私の流派の場合、武道空手の合宿にもきちんとした講義がある。一日の時間割は空手の練習が五〜六時間、講義が四〜五時間となり、休憩時間はあまりない。ということで、昔々の平成元年の夏合宿の講義を例に挙げてみたい。

(三) わが武道空手合宿における講義

「人間とは何か」(平成元年夏合宿講義録)
——唯物論における認識的実在としての人間——

Ⅰ　人間とは何か
——認識的実在としての人間
——哲学史の流れの実態を学的道として歩くとは
Ⅱ　旧制高等学校で創られた人間像
Ⅲ　認識とは何か——個性はいかに創られるか
Ⅳ　学問としての弁証法の修得法
Ⅴ　質問への解答（会員の質問）
——意識と無意識、——論理と知識、——型の意義
——認識の痛みとは、——虫歯の予防の論理
Ⅵ　「五感情像」としての認識の発育＝発達
Ⅶ　認識の「像」としての形成の過程
Ⅷ　認識論から説く「観念的二重化」とは何か
Ⅸ　思想性とは何か
Ⅹ　認識力・神経力と実体力の二重性としての人間の生理構造
Ⅺ　終講　学問とは何か——学問から弁証法を問う

大学初級生は、この目次を見ても、なんのことだかさっぱり分からないはずである。それは当然なの

で、私の合宿には高校生以下は参加不可となっている。だが、これくらいの講義は理解できないと、口が裂けても武道空手の理論化とか、武道の科学化とか、文化遺産の修得とか、文化としての武道とかの言語を用いてはなるまい。なぜなら、これらの目次に関わる内容は、すべて優れて学的な武道空手の修行のための前提となるものであり、かつ、過程となるものだからである。

我々の場合は当然に、武道空手の修行は武道空手の理論の深化のためであり、武道空手の深化した理論化は武道空手の学問化の大きな過程なのであるだけに、理論化、すなわち修行の学問化・理論化なくしては、武道空手の学問化は到底ありえないことになる。諸氏にあっては、そして大学初級生でも、武道空手の修行の理論化と武道空手の理論化が、同じことだと夢にも思われないことである。

武道空手の修行なるものは、古来成功した人は何人かはいることであろう。またいても不思議はない。しかし武道空手修行の理論化を成功した人はまだいない。それでも修行の理論化はなんとか果たす人が出てくるであろう。それが果たされた人にとって修行の理論化は大したことではなくなったとしても、それでも武道空手の理論化への一里塚でしかなく、武道空手の理論化は大問題として残るのである。

以上の困難性をふまえているからこそ、私の合宿では武道空手の理論化を自力で果たせる人物を育てるべく、教育＝講義が行われているのである。それだけに当然に、以上の目次の内容は時折武道空手を例にとりながら分かりやすく!? 説かれていくわけである。それゆえ、武道空手をきちんと練習してこないと理解できないし、また論理の研鑽をしっかりと積んでいないと理解不能となるのである。

逆から説けば、その武道空手力と論理力とをしっかりと訓練させることが、武道空手合宿の大目標ともなるわけである。以上のことは端的には、『武道の理論』の中身を読めば、分かることである。私の『武道の理論』や『武道への道』は、大学初級生にはたしかに困難だろうとは思う。だが、そのくらいの基礎力がないと、本『講義』シリーズの読破は大変に難しいと思う。

私の何十年もかけての、以上のような武道空手合宿の成果が、本『講義』シリーズの出版だったのであり、それなしには世に問うことなどありえないことである。これにはもう一度『武道と認識の理論Ⅰ』の「序の序」を読み返してもらう必要があろう。そこには次の文言がある。

(四)『武道と認識の理論Ⅰ』の「序の序」の理解をもう一度

序の序　『武道講義』開始にあたって

人生、意気に感ず、という言葉がある。その言葉のように私は、編集長(『月刊空手道』誌)の意気に感じて連載を決意したのである。「本誌に不足するものが大きく一つある。それは御承知のごとくの〈思想性・論理性〉である。あなたにその核になっていただきたい」と。

これはまさしく人を泣かせる文句である。私は再度にわたってそれが真実であることを確認し、自らの生き方を修正して執筆に応じることにしたのである。

　それゆえ、私は私でなければ説けないレベルのことを主として説いていくことになる。内容は、空手を基軸に据えながら武道に関わるすべてを思想性の高みをふまえて説いていく。そうでなければ、六〜七年にもわたって私に執筆をと願い続けてきた編集長の心に応えられまい。

　私は、空手の世界に大いなる淋しさを抱き続けてきた。それは空手の世界が剣の世界・柔の世界に比して誇るべきものを創造しえていないという現実である。教わるべき文化遺産はすべて他の世界から、では無情そのものである。人間としてこれほどの恥はなく、この想いが私の『武道の理論』・『武道の復権』・『武道とは何か』・『武道への道』・『武道修行の道』とつながる著作の中に流れている思想性・論理性となっているのである。現在においては、武の世界を彼らに説くことはあっても、教えを乞うことはもはや過去の出来事であることを、思想性の高みをふまえた論理で本誌に説き続けたい。

　私は編集することは好きではないが、編集されることは大の嫌いである。その信条を編集長に申し入れ、快諾をいただいた。したがって、私の署名入りの文章は一字一句私のものである。不特定多数の読者を意識して、なるべく平易にと心がけていきたい。


　以上の文言は、武道空手の学問化、武道空手の理論化を果たすことなしには書けない！　ことくらいは分かってほしいものである。言葉というものは後々まで残るだけに、「あれは間違いだった」では、後世に恥を残すことになろう。これは人間として耐えられないことである。ここは少し説くべきであろう。単なる実践家はともかくとして、理論的人間を自負する者にとっては、理論ないし論理上のミスは致命傷そのものとなる。つまり、理論ないし論理のミスは、その後の全体系の破滅をもたらしかねないのである。それだけに、相手の論理を批判する時にはしっかりと相手の全体系の論をふまえてからなさないと、何十年もかかって営々として築きあげたはずの自らの理論が、自らが仕掛けた過失の罠と化して、結果、自分の正しい箇所すら間違っていたのだとなってしまうことにもなるのである。

小学生にも分かる例で説けば、「烏《カラス》は白い」という文だけを見て、これは「マチガイ」というのは簡単だが、「絶対君主の前では、君主が烏《カラス》は白いといえば、それは正しいこととして国に通用させられる」という全文だったとすれば、「烏は白い」は間違いといっては失敗することになろう。この文は何も烏が白いことを説いているわけでは絶対にないのであるから。

よく、私の理論をコッソリと使って自己の理論であるかに説く人がいるが、これは絶対に「烏は白い」の類い同様に失敗となるであろう。それゆえ私は、そんなヘマをしないために何十年もの研鑽を積んだことである。すなわち、世界的レベルでの二人の恩師のお蔭をもって実力の養成がなり、その上での理論的な出発だったのである。これは以前に記したことであるが、弁証法の恩師は三浦つとむであり、学的論理の恩師は滝村隆一である、と。理論とはまことにもって厳しいものであると再度説いておく。

これが実践家であると、少しは気が楽である。なぜかといえば、世紀の決戦をしてブザマに負けたにしても、一念発起して山へこもり、捲土重来《ケンドチョウライ》的に二度目にでも勝てば名誉回復ばかりか、より賞讃されることになるであろうから。だが理論家は駄目なのである。捲土重来はないのである。旦、理論的な構築をして敗北すれば、それで全体系は終わり！　なのだから。

　ここを大学入試レベルで考えてはならない。大学入試ならば、何年浪人しても、その後一流大学へ合格できれば世間は認めてくれるからである。芸術も捲土重来は可能である。日展入選が十回目でも認められるし、直木賞に五回落ちても作家生命が断たれることにはならない。これは以後の研鑽次第で世に出ることは可能だから、である。しかし、理論家は絶対に駄目である。学問の世界は駄目である。大学での教授ポスト争いとはわけが違うのである。小学生レベルで説くなら、実践家が負けるのは、たとえば身体に日常生活に再び戻れる可能性のあるレベルの傷を負うことであるが、理論家の論理的ミスすなわち敗北は、身体の神経が切断されて、脳(細胞)の指令が伝わらないといった身体と頭脳とが連動できない重態となるレベルなのである。

第三章　実践家・評論家・理論家とは

（一）実践家・評論家・理論家を問う

前章では、人間の感性の育ち方について少し説いてみた。そしてその流れの中で理論家と実践家の大きな違いを説き、それは実践家には敗者復活が可能であるが、理論家には敗者復活は限りなく不可能に近いということを説いた。このように説かれても、大学初級生にはどうにも納得のいかないことだと思う。それは大学初級生には、「理論とは何か」が少しも分かっていないだけでなく、そもそも理論家というものの実像を描きようがないからである。それだけに、理論家と評論家の区別も分からないはずである。そこでここでは実践家を含めたこの三者を、簡単にやさしく説くことから始めよう。

まずは、実践家からである。画家というのは分かると思う。ここは人生を賭して絵を専門に描く人で結構である。この例でいけば、武道空手家とは専門に武道空手を修行している人である。専門的に絵を描かない画家がいるはずがないように、修行しない武道空手家もいるはずがない。

もし描かない画家がいたとすれば、それは描かないのではなく、心になんらかの像があって描こうにも描けない状態になっているというだけのことである。武道空手家も同じく、病気か傷ついているか疲れきってしまったかなどであり、当人にしてみれば修行のできがたい身を、天を仰いで慨嘆しているはずである。これらの画家、武道空手家などを実践家というのである。

さて、絵の専門家であっても、描かない人がいることくらいは常識というものである。たとえば画商、たとえば教師、あるいは評論家である。これらは専門家であっても画家であるとは通常思わないし、当人も、それはしっかりと承知している。

では、この場合の画商や教師は分かるとして、評論家とはどんな人であろうか。これは読んで字のごとく、絵の良し悪しを論じることを専門にしている人である。ここから分かるように、評論家とは、他人の実践をあれこれと論評するのが仕事である。それゆえ実践家に対する評論家の役割が分かるであろう。つまり他人の実践の良し悪しを論じて、それなりの評価を下す仕事なのである。

今度は、肝心の理論家である。これには当然に、理論とは何かが分からなければならないのは当然であろう。しかしながら、通常の人は大学教授であっても理論を分かることは到底ありえない、といってよい。これは数学で、小学生にいきなり微分・積分を分かれ、というようなものであるし、武道空手で、初心者に突然に組手（闘い）の良し悪しを分かれ、というようなものだから、である。

数学の場合は、誰にもその難しさは分かるであろう。どんなに優秀な小学生でもいきなり微分を学ばされたら、頭脳が破裂しかねないことになる。微分が分かるには代数が分かっていなければ駄目だから、であり、その代数がしっかり分かるには式の計算力が必要だからである。その式の計算も算数がきちんとできていなければ困難というものである。といった具合に、単なる数学レベルでも、きちんと順序があるものである。「そんなことは常識だ」となるであろう。たしかに常識である。でも、その論理は？と問われたらどうだろうか。おそらく絶句！　である。「論理だなんて、そんな言葉がここでなんで出てくるのだ」と大学生だったら支離滅裂の頭で考えこむことになろう。せいぜいのところ、「易から難へ、だよな」とやっとの思いでつぶやくのが関の山であろう。

たしかに、事実的には易より難へなのであるが、論理的には、その易より難への構造（論理性）が、頭脳の働きの発育＝発達の構造に見合っているからだ、というのが一つの答となろう。

武道空手の場合で考えてみよう。武道空手の組手（闘い）は初心者ばかりでなく、専門家にもなかなかその良し悪しは分からないものである。なにゆえかは、武道空手はその良し悪しに関係なく、勝負のつく場合があるからである。それだけにこれは、絵画やバレエの良し悪しの判定以上に難しい、つまり分かりにくいものなのである。このように説くと、「そんな馬鹿な、強いのがいいに決まっているではないか。上手なら強いはずではないか」と憤然とする人がいるかもしれない。だが少し考えてほしい。

もし、ゴリラと武道空手家が闘ったとして、ゴリラが勝ったとする。その場合、人はゴリラは上手だとか、見事だとか評するであろうか。そうではなく、ゴリラは強い、とだけいうであろう。けっして見事だとはいわないであろう。あるいは、武道空手家が日本刀でゴリラに勝ったとする。この場合、人はその武道空手家は強いと思うだろうか。上手だったと評価するだろうか、ということである。

これらを、少し論理的に考えてみよう。これは、単純に強いとか上手だとかを見るのではなく、強さとして現象しているものの中身は、一体「何《ナン》」なのかを考えてみようということである。論理というものが、オボロゲながらも分かってくるであろうか。

武道空手家とゴリラを比べてみよう。武道空手家は生まれつき武道空手家だったのであろうか。どんな人間でも生まれた時は、いわば能なし状態である。そこから教育されながら育ってくるのである。いかなる武道空手家も育てられて育ったのである。つまり、武道空手の上達は後天的なものであり、絶対に天性のものではない。だが、ゴリラは生まれながらにしてゴリラであり、どんなに放っておいてもゴリラとして成長していくものである。これは教育されようがされまいがほとんど関係はない。極端には、ゴリラが犬の群の中で育っても犬的ゴリラにはならない。つまり、犬の性質そのままのゴリラにはならないということである。しかし人間は、人間として教育されて初めて人間となるのであり、人間になれるのである。これらのことは、たとえば『ヘレン・ケラーはどう教育されたか――サリバン先生の記録』が証明しているし、また、かつて精神障害児とみなされて、その誤解ゆえに、精神障害児の施設で育てられて成人となった人が、正常と分かった後の正常人への復帰作業＝努力が、どれほど大変だったかの実話があるが、これも見事なる証拠であろう。

以上が、武道空手家は賞讃されることはありえてもゴリラは賞讃されることはありえない、賞讃すべきでない、強いとはいえても見事とはいえないという論理的な説明である。少しは論理的とは何か、が分かってきたであろうか。ゴリラの強さは、その動物体としての本能的な育ち方に関わるものであった。

だからその動物の一般性であるがゆえに、見事とはいえないものであり、強いという、単なる力の評価としての対象となるしかなかったのである。

(二) 武道空手家の身体と武技の内実の構造

これに対して人間は、放っておいてはまともに人間とはなれないことは再三にわたって説いてきた。ここを、事実的・論理的に説き直すと、原則的には教育されて初めて人間は人間になれるということは、教育の仕方・され方によって、その仕方・され方の内容の創られ方次第で、まともな人間になるし、またなれるということであり、基本的には放っておかれれば、放っておかれたレベルでの内容の人間として成長していく、ということでもある。それゆえ武道空手家は、ゴリラと違って生まれつき武道空手家であったわけでもなければ、武道空手家として生まれてきたわけでもなく、育てられ、かつ、育って武道空手家となったものである。それだけにここには、つまり、武道空手家の、その武道空手の内実を解くには二重構造が存在することを分かる必要がある。

一つは、その武道空手家が赤ん坊として誕生した環境での成長過程で、いかなる人間へと教育されてきて育ったのか、である。つまりそれは、誕生した家の環境たるその村、町、街、野原、海、山といった自らの住居をとりまく環境の中での育ち方、両親を含めた家庭の環境たる兄、姉、祖父、祖母、伯父、伯母、弟、妹、それに家庭に入りこんでくる親類の中での育ち方、それと周囲の小社会的環境たる村落の在り方、町の在り方、小学校の在り方の中での育ち方の、およそ三つの環境の中での相互浸透が、いかなる個性体といかなる個性的認識（心）とを創造したかの、つまり育ってきた現在の過程をふまえた構造論である。

二つは、そうして育てられかつ育ってきた人間が武道空手を始めるわけであるから、つまり、その人間として育って人間となった人間が武道空手を習うわけであるから、そのいわば人間体が武道空手を学ぶことの構造論をふまえた上での武道空手論、武道空手家論の過程をふまえての武道空手上達の構造論である。

このようにして初めて、その武道空手家の、武道空手家としての実力がいかほどのものであるかが分かることになるのである。すなわち、武道空手家とはいっても、ただ自らの巨体を活かして武道空手を始めただけで、特に武道空手の技をきちんと学んだわけでもないとか、あるいは武道空手としての修行と称して山男レベルの体力をつけただけでしかなかったとか、柔道体力のままで武道空手的に闘ってみせているのみ、とかの構造の実相が露呈されてくることになっていくのである。

人間は教育の仕方・され方によって、その仕方・され方の構造に見合った成長を遂げて人間となってきているように、武道空手を学ぶ場合も同じような教え方・教わり方の構造に見合った構造論を内に含んでの上達となってきているものである。人間が文化遺産を抜きにしては人間になれないように（考えることも文化遺産である）、武道空手は絶対に独創ではできない、のである。これは、仮に一人で練習したのだ、といっても、必ず教科書（手本）があるということである。いかなる人間でも、完璧な独創、独習はないのであり、これが人間なのであり、これで人間なのである。いかにゴリラ的にふるまおうとも人間はゴリラではないのである。いかなる人間といえども、レベルの高低はあってもすべて教育の賜物なのである。以上の二重構造をふまえての、かつ、以上の二重構造論をふまえられての、つまり、私自身が教育の仕方・され方の二重性をふまえて己が個性と化すことができた論理能力の実力の結果として、先に説き始めた「人間体と武道体」があったわけなのである。

そろそろ結論を出すべきであろう。すなわち、以上説いてきたような説き方こそが、論理性をふまえての、そして論理性を内に含んでの理論的説き方というものであり、理論の過程的構造であり、このように説くことができてこそ、理論家と称してもよいのである。

なお、ここで一言付加しておくと、理論にも対象から論理を導きだすものと、観念のみから理屈を出すものとの二つがある。ここで観念のみから理屈を出すとは、自らが過程的に研鑽して創出した自らの思弁からなる観念、すなわち私的論理能力から対象に向かって問いかけて自らの論を形成するものである。つまり、自らの論理性から対象の事実なり論理性なりを把握し体系化して説くものであり、これは大抵の哲学者がこの類いであり、学的研鑽の不足で、学者になれないこの程度の低い人が評論家と称されることになるのである。つまり、評論家とは、学的研鑽抜きの私的論理能力形成者というわけである。だが、である。これら評論家でも、一時期社会の時流の最先端を勢いに乗って説ききる実力を把持する人がいるものである。この最先端に立って、社会の潮流（社会的認識）に大きく影響を与えうる実力のある人を、評論家以上に評価して思想家ととってよい場合がある。もちろん真の思想家は、社会・文化に関わる見事なる学的レベルでの研鑽を積んだ上での論理能力なので、格が、特に思想の格が数段上であるから、誤解しないでほしい。

では、ここで観念的でない、学的な理論とは何かを少し説いておこう。

観念的とは、先に説いたように、自らの観念（主観）から対象を説くことであった。これは自らの観念に対象を合わせることでもある。これに対して学問的とは、自らの観念の構造（論理性）を対象に合わせることにある。このためには、まずは自らの観念の対象的観念化をなさなければならない。これは簡単には、自らの観念を対象の性質、対象の構造、もっと説けば、対象の論理性に合わせる学修をなしながら、対象の論理性に見合ったものとして自らの観念を論理的に創出していくことである。自らの観念＝認識を自らが論理化していく場合、自らの論理性に見合ったものとして論理化していくのではなく、対象の性質、対象の構造、対象の論理性に見合うものとして創出していくということなのである。

どう違うのかよく分からない、という諸氏がいるはずである。それに個性的な諸氏だったら、対象を自分に合わせた方がいいのではと思うかもしれない。だが、武道空手の例で考えてみてほしい。先生の技に自分の技を合わせるのと、自分の考え（観念）で勝手に自分の技を創るのと、どう異なるのか、と。

以上が理論の二重性の説明である。

説明が終わったところで、諸氏に少しばかり興味のありそうなことを付け加えておきたい。武道空手家の二重性を説いたところでの、人間としての育ち方・育てられ方と、武道空手での育ち方・育てられ方の違いの論理構造は、大きく「論理」と「理論」の違いの論理構造に似ているということである。難しい論理であるが、心に留めておいてほしい。ここで前章と合わせての概括をしておきたい。

(三) 学的理論体系への過程的構造

理論は、学問の体系化に必須の骨格といってよいものである。大哲学者ヘーゲルが先述したように、「学問は体系化がなされなければ、哲学すら学問にはなれない」と説くのは、すなわち、学問が体系化されなければならないのは、対象とする事物・事象(森羅万象)をきちんと理論的に説ききるためである。身体というものはけっしてモザイク体ではない。これは、頭脳によって統括された身体の系統なのである。頭脳抜きには身体の統括はないように、学問も、頭脳すなわち本質論に統括されてこそ学問の生命があるのである。本質論抜きの学は似非《エセ》学問であるというべきなのである。本質論が借り物では自らの意志がないロボット同然の人間、すなわち奴隷そのものなのである。

人間の身体の構造、すなわち、骨、筋肉、血管、神経、内臓は頭脳に導かれ、頭脳に収斂《シュウレン》してこそ生命体、つまり生きていけるものなのである。つまり、学問の構造論は本質論に導かれ、収斂してこそその意義(役に立つもの)があるのである。端的には、ここに体系=大系とは、当然に体系の大系的把握の構造論たる本質論⇅現象論を法則性レベルで内に含むものなのであり、つまり、本質論がすべての事実の論理構造につながっているものであり、すべての事実の論理が、本質へと収斂して本質論的一般論として集大成されることを必須として、学問の体系化が果たされるのである。理論の使命はここにこそあるのである。これは観念論的、唯物論的を問わずである。

あえて説けば、この学的体系を内に含んで武道空手を、あるいは武道を説ききれてこそ、初めて理論家として出立してもよいし、できるものなのである。この過程を厳しくふまえつつある人こそ、「武道空手の科学化、理論化を目指す」と称してよいものなのである。

大学初級生には、なんとも難しい論理の展開となってしまったが、以上のことは、諸氏が将来武道空手の理論家になりたいと思った場合に、必ず役に立つ大事なのである。なぜなら、これ以外に武道空手の理論化などありえないからである。まして学的レベルなどとんでもない、といってよい。

以上に説いたことが武道空手の理論化の構造であったればこそ、何十年にもわたる武道空手の初歩からの繰り返しの研鑽、かつ、学問の研鑽、特に哲学の歴史的過程の論理的学びの実践は当然として、弁証法・論理学・認識論の学的究明・措定が必須だったのだと諸氏に分かってほしいものである。そして以上の過程を研鑽してきたからこそ、その流れの中で技術論・上達論・方法論・教育論・勝負論が構築できてきたことであった。

念のために説いておけば、以上のように対象の構造を把握して、それを論理化し、かつ体系化的に理論化する＝できるには、当然に次のような実力が必要とされるのである。

一つは、対象的事実を見てとる実力、つまり武道空手を例にとると、ある「手」の運動がそこに存在する場合、それは人間としての「手」の動きなのか、人間としての手の運動として、思惟レベルなのか、意志的なのか。あるいは人間体の動きではなく武道空手としての動きなのか。武道空手の動きとしてどのレベルなのか。単なる形の上か、筋肉まで技化しているのか、それ以上に神経力まで駆使しているのか、つまり武道空手体と化しているのかどうか。武道空手の動きとしてあるとして、拳法の技化とどう違うか、あるいは同じか、等々を見てとる実力。

二つは、対象的事実は見てとれたとして、その対象的事実の構造に分け入る実力。

三つは、対象の構造に分けいったとして、それを論理性として把握する実力。

四つは、論理性として把握できたとして、それを論理化し、かつ理論化する実力。

五つは、以上をふまえて理論的に体系化する実力。

以上、これらは端的には論理能力の具体論であり、この中のどれか一つが欠けても理論化はとても困難となり、無理してみても欠陥理論として後世に恥を晒すだけになるのである。

また、以上は、どれか一つをとってもその一つだけでは絶対に実力となることは不可能である。もっと説けば、以上がすべて整わぬ場合は当然として、どれか一つにでも欠陥があれば、その理論は科学的なる敬称を絶対に不可能とする牽強付会《ケンキョウフカイ》の、理論ならぬ駄論と化していくものである。

（四）若き武道理論家志望者へ

「そんな残酷なことがあってよいのか。敗者復活はないのか、実践家の場合はあったではないか」と、おそらく諸氏は思うはずである。理論家にとっては残念ながら敗者復活はないのである。評論ならばともかくも、理論として世に出したものに欠陥があれば、やり直しはないのである。その理由を少し説いておこう。人間の身体が人間の身体として成長できなかった場合、その人間は人間としては生涯、身体不自由者としてしか生活できないように、人間の認識も理論的認識として成長し損なった場合は、理論不自由者となり、到底理論家にはなれないのである。もっと説けば、欠陥理論を把持した認識は、それが自らの意志で用いられれば用いられるほどに自らの感性と化した理論となるだけに、修正を許さない自らの感情として育っていくからである。つまり、その理論の間違いを認めるのを、自らの恥を知る感情が阻止するということでもある。それだけに研鑽がなるまでは、世に出たい理論家は自戒して努力を続けるべきであると願うのみである。

以上が、私が若い理論家志望者を叩かない理由であるし、かの若き理論家高岡学究の提案を受けいれた理由でもある。高岡学究は、私の「武道論」の優れた理解者である、と思う。それは、彼の私の理論の紹介の内容を読めば分かることである。だが、彼の理論と私の理論は大きく異なる。

その理由は、彼の哲学・科学と私の学問とは大きく異なるからである。それだけに高岡学究は、私を見事に批判して超えたいものと思われる。それでも彼は、私の理論の批判をほとんどしない。そこに高岡学究の人格の高さと武道論に生涯を賭ける熱意が見てとれよう。彼は次のように説く。

南郷理論をどう扱うか

以上は、南郷理論のメルクマールである。唯物論、弁証法、認識論、論理学の複雑な絡み合いを、武道或いは科学等を対象とする認識の具体的運動の反映として、まさに高次論理化したものが氏の原理論の全てであるから、こうした物言いは、まあ中《あた》らずといえども遠からずと言ったところであろう。

氏の理論には、現代の水準を超える長所があると同時に、克服される弱点も少なからず見受けられる。しかし、その理論の極めて優れた所すら世に受け入れられていない段階で、その弱点を云々することは、如何にも性急に過ぎよう。氏の手厳しい批判を受け、感情的に反撃の刃を氏に向けんとしている武道・体育関係者、体育・スポーツ学者、哲学者等々が、これに飛び付き、非科学的・不公正な批判の道具に利用することは、目に見えているからである。今は、南郷氏がその稀有な人生を土台に独創した、画期的な理論水準に、一日でも早く世の真摯なる研究者・実践家が到達することを、そして高度なる科学的水準に於て人々が議論を闘わし、人類文化の真の発展に寄与する日が、やって来ることを祈るばかりである。

（高岡英夫『武道の科学化と格闘技の本質』恵雅堂出版）

私は二十年間、たった一人で武道界の文化化を進めることに努力してきた。十数年間というもの誰もが理論のカケラも提出してこなかった。強《シ》いていえば私の理論の盗作・改悪ならば、かなりのものがあちらこちらにあった。それらはしかし、意味のないことである。二十年近く経てやっと現われたのが若き高岡学究である。しかも、私に好意あふれての登場である。

こんな人を十分なる実力者たる私が倒してよいものであろうか。それ以上に私は、彼が大きく成長してきて、私に驚異を与えてくれることの方が楽しみなのである。それには後十数年は待たなければならないと思う。その時を、時節を私は楽しく待っているのである。

終の編

恩師の果たした弁証法、その高みと構造

恩師三浦つとむが亡くなって相当の月日が流れていった。「光陰矢の如し！」である。私も齢を重ねていき、恩師が病に倒れた年齢を越している。私が学生時代に恩師に私淑して、弟子と勝手に決めて学び始めてから何十年も経った現在、「追悼文」の依頼があった。私は本当に迷ってしまった。

迷った理由は、追悼文というものは、うっかりするしないにかかわらず「美辞麗句」の流れそのものが大半である。いわば、実際以上の礼讃で整えられている。時には、よかれとしての「ウソ」さえあるほどである。こんな文章は、私には到底無理というものである。「ウソ」は書くわけにはいかず、といって悪口を大きく書くのもあまり好みではない。という以上の理由で、悩みに悩んだのである。

実は、恩師が亡くなった時に、私はある『月刊誌』に「追悼文」を出していたのである。それがまた、新しい「追悼文」を書くことを大きく邪魔していたことも事実である。だが、この追悼文は、頁数の都合上、欠けている点があることも事実であった。そこをふまえれば……、との思いが次第に強くなり、結果として「追悼文」の続編を書くことを決心したことである。そこで、『月刊誌』の「追悼文」を再録（少し変えた部分がある）することから、この「追悼文」を始めたい。

わが「学的恩師」三浦つとむ逝く

（A）一つの時代が大きく流れる

この「終の章」では、諸氏に少しばかりのわがままを聞いてもらう必要事が起きたことである。

それは、論理的には大きく一つの時代が流れたからである。事実的には私の学問上の恩師である三浦つとむが逝去したからである。

恩師の説く「弁証法」の大いなる高みを、現在分かる人はほとんどいない、といってよい。だが、私の学的出立はこの恩師の「弁証法の教え」なくしては語れないし、私の学問上の成果も、この恩師の「弁証法」の高みなしに語ることは全くできない。それだけに、そこを諸氏に説いておきたい。

そもそもいかなる分野であれ、その専門性を学的論理的に解明するためには、必ず弁証法の実力を把持できていなければならないのである。「弁証法なんて役に立つことなどない」と説く学者もたしかにいる。しかし、そう説く人の著作はやがて棄てられる運命にあるといってよい。なぜなら、「世界は常に大きく変化発展している過程的複合体」（エンゲルス『フォイエルバッハ論』）だからである。

そしてその世界に実在するいかなる専門分野も、すべて世界の一般的な運動性という性質の埒《ラチ》の内にあるだけに、いかに自分の専門を突出させて、特異性のある、他と大きく違ったものといいはってみても、それはやはり世界の部分にすぎず、世界の運動性に関わる部分としての突出でしかないからである。つまり、いかなる分野といえども、世界の運動性の性質の一般性を、その一身に背負っているものである。ところで、世界は過程的複合体として変化発展している存在である。となれば、いかなる特異性ある専門分野にしても、世界の運動性という性質、すなわち、変化発展しているという性質の埒外ではありえない。それゆえ、「弁証法を軽視する人は罰なしにはすまない」（エンゲルスの言）のである。ここまで説くと、「それがどうしたのか」と不思議そうな顔をしたくなる諸氏もいよう。なにしろ、あまりにあたりまえのことを説いているのだから。だが、ここから先が、少しばかりあたりまえのことではなくなっていく。どういうことかは、この世界の運動性、すなわち変化発展しているこの性質のことを唯物論の立場では、弁証法性というのである。

（B）学的研究と認識と弁証法

この世界の変化発展する性質である、運動、変化、発展の一般性を、すなわち弁証法性を研究する学問を弁証法というのである。それだけに、いかなる専門分野といえども、この世界の弁証法性の中にあるのであるから、自分の専門がなんであれ、対象を、対象自身の性質を一般性として論理的・学問的に研究したければ、まともに弁証法を学んでかからなければならないことになる。

「私のは国文学だから関係ないよ」と、説きたい大学教授がいるかもしれないが、はっきりと説いて、この教授は二流以下だといってよいであろう。これは断言できる。

再度説くことになるが、たとえ国文学といえども、これは世界性の一部分たる認識の特殊芸術化たる文学の流れの中にあるものである。認識の変化発展は認識の弁証法性である。それだけに、弁証法的研《ケン》鑽《サン》をないがしろにした教授は、三流にしかなれないものである。認識ほどに変化発展するものはないのに、その認識以上に変化発展する事物・事象は存在しないといってよいほどなのに、その変化発展という性質を一般的に捉え返して学的レベルで弁証法性と称するものなのに、肝心の変化発展性＝弁証法性を理論的、学的に学ぼうともしないで、弁証法性を学的レベルで研鑽しようともしないで、何が国文学の研究なのであろうか。どうして国文学の構造論が展開できるのであろうか。

その教授は、たとえば『伊勢物語』すら、自分の三流の能力から解釈するだけで他に能がないのに、己《オノ》れの解釈もまんざらではない、と一人でエッに入っている類いの人であろう。まして『風姿花伝』や『玉勝間』などとんでもないことである。そして最後には、私の専門は『源氏物語』だから、などと逃げの一途の弁明となるはずである。それもこれも、認識の時代性的変化発展を、弁証法的に捉え返す能力を培わなかった己が罪でしかないのである。誰にも分かるレベルで、認識の話を一つしておこう。

よく次のようなことを、深刻に悩んでいる友人が諸氏の周りにもいるであろう。

「僕の頭の中には何人もの僕がいる。それぞれの僕のどれもが僕のようでもあり、そのどれもが僕ではないような気がする。どれもが僕であり、どれもが僕でない。一体、本当の僕はどれなのだろう。本当の僕はどこにいるのだ。誰か本当の僕を教えてくれないか」として自分探しの旅に出るという話すらあることである。これは、ごく日常性レベルの、思春期から青春期にかけて起こる認識の変化発展、つまり運動性の一つである。端的には、個性の確立へ向かう、すなわち、その人の性格が個としての人格へと完結していく途上の青春時代の一コマ、一コマのその人なりの変化発展であり、誰しもが辿る道なのである。これすらも弁証法性の一つである。だから、これに具体的レベルで解答を与えられるためには、当然に弁証法性の構造に分け入る実力、すなわち、弁証法の実力を必要とするものである。

まして、もっと進んだ認識の変化発展たる国文学上の文献といったら、こんなやさしい日常性レベルの弁証法レベルの実力ではどうにもならない。にもかかわらず、この程度の実力もない＝弁証法の素養のない教授に、国文学が学問として説けるわけもないといってよい。弁証法の素養が、弁証法的実力がいかなる学問にも必要な所以である。だからこそ、認識論とは関係がないかのような物理学の研究でも弁証法が必要であった。つまり、物質の変化発展＝弁証法性と事物研究能力＝弁証法性のゆえに弁証法が必要であったのである。日本を代表するとされた湯川秀樹以上の物理学者とされる坂田昌一も、随分と弁証法を研鑽した（坂田昌一『物理学と方法』岩波書店）のである。それも、心をこめて何年も何十年もである。「坂田昌一は、では弁証法の学びに成功したのか」と問いたいであろう。

端的に答えれば、駄目だったのである。湯川秀樹以上にノーベル賞を貰ってもおかしくない、といわれていた坂田昌一でも無理であった。読めば分かるように、『物理学と方法』には悪戦苦闘の跡がある。「夏草や兵《ツワモノ》どもが夢の跡」、あるいは、「むざんやな甲《カブト》の下のきりぎりす」ともいうべきなのか……。

「なぜ、ノーベル賞を貰っても不思議はないレベルの学者が弁証法の学びに失敗したのだろうか」と真剣な眼差しで問い返す諸氏もいるであろう。答は以下の論述の中にある。以上、そういった、いかなる専門分野にも必ず関わってくるのが弁証法なのであり、それほどに弁証法は大事な学問なのである。それほどに弁証法的論理能力というものは大事なのである。「では、学問レベルで、それを学べば学問に役立つ弁証法というものはどうしたら学べるのか」となるはずである。だが、大抵の人はそうはならなかったのである。その理由は、自分の頭脳活動の実力に自信があったからである。

自信のある人は、自らの自信（過信）からどうしても弁証法とやらの書物を探し始めることになる。そして手にする弁証法の書はほとんど以下のものである。『唯物弁証法講話』・『唯物弁証法入門』・

『弁証法十講』・『弁証法的唯物論』・『弁証法とは何か』・『弁証法とはどういうものか』……。これらの初歩的書物を学んだ人は、次は『反デューリング論』・『自然の弁証法』・『唯物論と経験批判論』・『哲学ノート』・『矛盾論・実践論』・『弁証法的唯物論と史的唯物論』・『史的唯物論について』へとなる。結果はどうなるかである。結果は坂田昌一と同じ運命を辿るのみである。というのは、以上の基本書・参考書あるいは原典の学びからでは、弁証法の学びは失敗することになるからである。

だが、である。しかし、である。私は見事に成功することになったのである。これは一体なにゆえであろうか。端的にはそれは、まともな本に出会えたからである。すなわち、偶然に世界でただ一人だけ弁証法をまともに説いた人物の著作に出会えたからである。それが恩師の著作だったのである。

このように説くと、私の熱心な読者であっても、「そんなバカな。たった一人だなんて。それは少しいいすぎじゃないのか」となるはずである。

当初、私がこの弁証法への道を志したのは、恩師に学んでから、ではなかった。『武道と認識の理論I』(三一書房)で説いておいたように、最初の弁証法は全くの別人の書だったのであるから。

少し説くべきであろう。その当時の私には、恩師の書との邂逅《カイコウ》は望むべくもなかったといってよい。当時の私は大抵の人と同じように、相当なウヌボレヤであっただけでなく、鈍才であることが分かっていながら、自らの鈍才をしっかりと自覚することが嫌だった秀才のキドリヤだったからである。田舎の片隅で、友達一人いない小学生が辿る道はたった一つであった。父親の本棚の本という本を読みまくること、これだけである。

小学生の間に、世界文学全集のほとんどを訳も分からずに読了し、日本文学もほとんど終えていた。菊池寛・夏目漱石・島崎藤村から長谷川伸・子母沢寛の股旅《マタタビ》もの、吉川英治から中里介山の時代物、果ては戦記物までである。中学時代は、文学など飽きた、としてカント、ヘーゲル、マルクス、エンゲルスと、言葉一つ分かりもしないくせに父親の本だけは抱えて歩く似非《エセ》秀才ブリだったのである。

それだけに、高校二年の時の、『観念論と唯物論』との出会いは強烈だったのである。これこそがわが人生の最高の道だ、と哲学少年になりきっていたものである。つまり、学問の殿堂の香りのする書物との出会いをこそ望んでいたのであった。

(C) 恩師の「弁証法」の優秀性

恩師の書との邂逅にはそれから何年もの月日が必要であった。本物との出会いには私の認識の解放・改革が必須だったからである。以前に説いたが、恩師に私淑してからの私は、それこそ信者といってよいほどに弁証法一途であった。弁証法の研鑽には専門の研究が必要だとの恩師の教えに従って、弁証法のための専門に武道、特に武道空手を選んだのである。物理学や経済学の代わりに武道を選んだのである。かつて説いたように、これは水の上を歩く以上の大冒険だったと今でも思えるくらいである。

何回となく説くように、武道で学問としての弁証法の実践・実験をし、弁証法で武道の研究を学問レベルで実践していった。そして弁証法の量質転化の法則の構造に武道と弁証法の双方で実験に成功しえた時には、七年近くもの月日が流れていた。これが、第二編第三章　弁証法と「人間体・武道体」を解く道への第一歩であった。だが、道はまだ遥けく遠く厳しいばかりであり、この「人間体・武道体」が理論的に人間一般をふまえて解けるようになるには、その後二十年に近い時の流れと、哲学の歴史のすべての再措定と、宇宙を一般的に把握するための太陽系誕生の構造論化に加えるに、ヘーゲルの観念論的な歴史の見方（いわゆる観念史観）や、マルクス・エンゲルスの唯物論的な歴史の見方（河上　肇の訳で常識化しているいわゆる唯物史観）に匹敵する生命の歴史の見方（いわゆる生命史観）の措定のための、生命誕生から人間までの発展過程を理論化すべく研究し、生物の歴史を生命の歴史として理論化するまでの壮大かつ難苦の実践が必要だったのである。

これらをすべて成し遂げた現在にして、初めて大言壮語できるのである。曰く、「現在までの歴史上の人物で、弁証法をまともに基本書・教科書として学問に役立つレベルで説いているのは、恩師ただ一人である」、と。端的には、『弁証法はどういう科学か』以外に、学問を学的レベルで学ぶ人に役立つレベルで弁証法の基本、すなわち唯物論の立場に立って説かれた弁証法の基本書・教科書は一冊もない！からである。これはマルクスにも、エンゲルスにも、レーニンにも、毛沢東にも、もちろん日本の唯物論者、唯物論哲学者にも、である。要するに、いかなる歴史上に存在した弁証法家と称しうる誰の著作にも、弁証法を、きちんと基本が学べるように説き、かつ、将来的に学問に役立つものとしての基本書・教科書レベルで説いたものはないということである。

たしかに、図書館にも、書店にも弁証法云々というそれらしき題名の書物は数多く並んでいる。だが、それらは先に挙げた書物の類いであり、あるいはその同類、もしくは亜流であり、はっきり説けば、マルクス、エンゲルス、ディーツゲン以外はすべてインチキ同然の駄本であり、全く役には立たないと断言できるのである。私は、哲学の生生かつ生成発展の論理構造を把握する流れの中で弁証法のすべてを実験・実践したのだとの自信がある。弁証法が創出されたとされる古代ギリシャ時代から現代までのすべてを、である。それだけに、「哲学の歴史は、ある意味においては私の一身の上に繰り返された」とのディーツゲンと同じ文言を『武道の理論』にも、きちんと説くだけの自信が生じていたのである。

現代の哲学者には、これは到底信じがたいことであろうと思う。だが事実なのだから仕方がない。断言しておくが、歴史上解けないはずの哲学上の問題はほとんど解いてきたのだ、という確信がある。すなわち哲学史上に横たわっていた二千年にわたる難問題を、である。

それだけに、責任を持って再度説いておきたい。現代の哲学書を含めて、弁証法を説いてある歴史上のすべての書で、学問的かつ学問に役に立つレベルで恩師の著作に並びうる基本書・入門書の類いは一冊もない、と。その通りに、『武道と認識の理論Ⅰ』で「大学教官とは」を少し論じた折にも触れておいたが、現代の唯物論哲学者・唯物論的弁証法者のどの一冊の著作にも、「唯物論的弁証法」と「弁証法的唯物論」の区別すらが概念は当然のこととして、単なる言葉としての意味の違いすらもきちんと説いてあるものはない、のである。なぜかを説けば、彼らは自らの責任で自らの言語でそれらを説いているのではなく、マルクスとかエンゲルスとかディーツゲンとかレーニンとか毛沢東とかの物真似よろしく、ほとんどの学的意味も分からぬままに、彼ら先達の言葉を借りて用いているだけだからである。

まして、弁証法的唯物論と史的唯物論の区別ともなると、彼らの先達とて説ききれていないものだけに、先達の書物からだけでは説明しきれずに、あらゆる同類の著作からの借り文の（インチキ性すら分からぬままの）「また借り」となるのみなのである。諸氏が証拠を探す方法を一つだけ示唆しておく。「唯物史観」あるいは「史的唯物論」といった哲学的用語らしき言葉の原語をドイツ版の原典で調べてみることである。びっくりすることうけあい、である。というのは、マルクスやエンゲルスのドイツ語の原書にはこんな言葉は用いられてはいない、すなわちもっとレベルの低い言葉が用いられているのみ、だからである！　こんな似非《エセ》学者が、こんなみっともない実力のままに書いた『弁証法入門』とか、『唯物弁証法講話』とかを読んだところで、弁証法で大失敗した坂田昌一や清水幾太郎（『私の読書と人生』要書房、参照）の二の舞になるだけである、といっておく（「唯物史観」だけ念のために引用しておく。これは原語ではDie materialistische Geschichtsauffassung もしくはDie materialistische Anschauung der Geschichte である）。

では、仕方がないから、難しくとも原典をということで、肝心のマルクス、エンゲルスの著作に当たればどうなるのだろうか。これも駄目である。マルクスの論文には弁証法を専門的に説いたものはない、といってよいし、エンゲルスの著作は、少しは基本的なところが見えるが、弁証法としての学的体系性は皆無なのである。それだけに、弁証法を自分の実力となしたい人にはどうにも役立つことは、ないのである。恩師の弁証法のすばらしさの証明は、この私なのである。なにしろ、武道の世界を弁証法で世界初として解いてみせたのが私なのであるから。哲学の世界とされていた弁証法を哲学の世界以外で学的レベルで実践し、証明し発展させてみせた最初の人物が私なのであるから。

もっと説けば、弁証法の認識論的・技術論的・教育論的な体系的実践者は、私が最初だったのであるから。弁証法の法則の重層的論理の構造論を展開したのも、私が世界で初めてだったのであるから。

これらはすべて『弁証法はどういう科学か』にひたすら学んだことの賜物であった。私は、この書物一冊を武器にしてここまでやってきたのである。わが恩師は偉大なる弁証法・認識論の理論家であり、啓蒙家であった。学的弁証法・学的認識論を普及させた功績は永遠のものである。この『弁証法はどういう科学か』は、世界最高の基本書であるだけに、類書がすべて、駄本であるだけに、弁証法の基本書・教科書として末長く生き続けてほしいものである。

終わりに、新聞の「記事」を紹介し、少しの解説を加えて擱筆《カクヒツ》したい。

（D）恩師「三浦つとむ」を送る

独学……スターリン批判の先駆

三浦つとむ氏（みうらつとむ〈本名・三浦二郎＝じろう〉哲学者）二十七日午前零時三十分、心不全のため東京都東村山市の多摩老人医療センターで死去、七十八歳。葬儀・告別式は三十日午前十時、府中市多摩二ノ二ノ一の多摩葬斎場で。自宅は清瀬市中清戸一ノ六〇七。喪主は妻寿子（としこ）さん。

東京府立工芸学校中退後、商店事務員として働きながら独学で社会科学を学ぶ。早くからマルクス主義にめざめ、戦前はコップ（日本プロレタリア文化連盟）の活動で数回検挙された。昭和二十三年に日本共産党に入党。スターリンの言語論を批判した『哲学入門』などはスターリン批判の先駆的業績だったが、二十六年に除名。時枝誠記の言語過程説を唯物弁証法の立場から発展させた独自の三浦言語学は『認識と言語の理論』（全三巻）に集大成されている。著書はほかに『弁証法はどういう科学か』『日本語はどういう言語か』など。

（毎日新聞、一九八九年十月二十八日）

「記事」の中に、スターリン批判の先駆的業績とあるが、諸氏には、この文の持つ意味が全く理解できないだろうと思う。これは日本の学者の、世界の学者のほとんどが無理解、無能力だったからである。昭和二十年代から三十年代にかけて、世界中の唯物論の立場に立つ人や共産主義陣営の人にとっては、スターリンは文字通り神のごとき存在であった。彼の言葉は神聖不可侵であり、反する者は死刑レベルの圧力を加えられた。革命の僚友トロツキーすらが地の果てまで逃げても、追いかけられて暗殺されたように、である。そういった世界的風潮の中で、恩師はスターリン批判をびしっとやってのけたのである。しかも学問的にである。それがどれほどの困難さだったかは、現在の学者には理解できないと思う。世界中の学者が実力不足で沈黙を守っている、相手が聖書レベルで信仰されている理論を批判するには、自らの理論的実力が世界最高であることを要求されるばかりでなく、生活権すら奪われることを覚悟して実行しなければならない二重構造に厳しく挑んでいったのであるから。

その地獄への道にも等しい二重の困難に立ち向かって、恩師は勝利を収めたのである。すなわち、その数年後、スターリンは堕ちた偶像となっていく。その頃になって世界中の学者たちは、自分も前からスターリンは正しくないと思っていた、とヌケヌケといい始めたことである。聖書の国アメリカで、牧師が聖書の誤謬を証明することの困難さ、世界物理学会で現代の学者が相対性理論の誤謬を説くごときの超困難さだったのであるのだから。ともかく、一つの時代が静かに、そして大きく流れていったといってよい。歴史が恩師ほどの弁証法に関わっての人物を生むには、まだまだ長い時が必要なのであろう。そのような時を刻めるほどにこの時代の恩師の弁証法は優れて大きかったのである。

※　※　※　※　※

※　※　※　※

以上を読んだ諸氏の感想はどうであろうか。改めて三浦つとむの高みに、感嘆したのではないだろうか。最後に、「学問の歴史から捉え返した弁証法の発展の歴史と、その中で恩師が果したことは一体何か、そしてその意味を問う」ならば、以下である。学問の体系化の歴史は、大きくプラトン・アリストテレスが築いた時代と、カント・ヘーゲルが築いた時代の二大分野に分かれて存在する。すなわち、この二つの時代だけが学問の体系化を果たしているのである。だがこれには、途中の神学から学問への道筋をつけていった、トマス・アクィナスを忘れてはならない。トマス・アクィナスを別にして、この二つの時代以外には、学問の体系化は存在することはない。まず、学問はなぜ必要なのか、そして「体系化とは何か」について、見事な見解を表わしている人物とその説明を紹介しておきたい。この人は、ヨゼフ・ディーツゲンといい、ドイツの哲学者であった。そして、恩師三浦つとむのいわゆる師匠である。これについては、恩師は若い頃の著作で「ヨゼフ・ディーツゲンはわたしの教師である。わたしは彼の弟子であることを誇りとする」(『マルクス主義の基礎』青春出版社)と説いている。

このヨゼフ・ディーツゲンの学問についての見解は見事なまでにすばらしいものがある。

体系化ということが科学の全活動の本質であり、その一般的表現である。科学は我々の頭脳に対して世界の諸々の事物に秩序と体系とを与えようとするものに外ならない。例えば、或る言語の科学的認識は、それを一般的な類別と規則とに分類し或は秩序づけることを要求する。

……

あらゆる理論の実際的の効果は、我々をしてその理論の対象の体系と方法とに精通させ、従って成果の予測をもって世の中で働きうるようにするところにある。経験はたしかにそのための前提にはなるものであるが、しかし経験だけでは足らない。経験から発展した理論、すなわち科学によってはじめて我々は偶然のたわむれからまぬがれることができる。科学によって我々は意識的に事物を支配し、絶対に確実に処理することができる。……

もし我々がこの思惟活動を科学的な基礎の上に築き、そのための理論を見出すことができたならば、もし我々が、いかにして一般的に理性が認識を産み出すか方法と様式とを発見することと、すなわち科学的真理を産み出すための方法を見出すことができるならば、我々は、知識一般の領域において、我々の一般的な判断力に対して、特殊の学科においては既に科学が獲得しているような、確実な成果を得るであろう。

（『人間の頭脳活動の本質』）

ではこのディーツゲンは、どのような学問としての経歴を辿っているのであろうか。それについて彼は、自分の言葉でしっかりと語ってくれている。曰く「私は幼少の頃から緻密《チミツ》な、体系的な世界観に対する要求から思索しはじめ、そしてついに人間の思惟能力の帰納的認識において満足を見出したと思っているので、その限りにおいて哲学の歴史は私の一身において繰り返されたといっていい」。

ここを簡単に説き直せば、ディーツゲンは「歴史の発展に伴って登場した哲学（たとえば『特にアリストテレス、カント、フィヒテ、ヘーゲル』（ディーツゲンの言葉）の哲学）の内実を、しっかりとものにした」ということなのである。これが彼の学問構築の歴史である。

このディーツゲンの言葉がどれほど重要なものであるのかは、以上のことを成しうるかどうかで学問をしっかりとものにできるかどうかが決まるからであるし、ここを成し遂げた人だけが、学問の体系化の必要性を悟り、余力があれば体系化を果たす努力を重ねていけるからである。

だが、である。人類の歴史上（学問の歴史上）ここを分かった人、ここを悟った人は数多くはいない、という不思議な現実がある。ましてや、成し遂げた人は僅かである。その中でそれなりに成功した人が、先に挙げた「プラトン＋アリストテレス」であり、「カント＋ヘーゲル」なのである。加えて、スコラ哲学のトマス・アクィナスをどうしても挙げておくべきであるのだが……。どうして、一人ずつではないのか、と思う諸氏もいるだろうが、ここは学問の体系化はそれだけ大変なのだ、とだけ説いておく。

さて、ここまでで、ピンときた人がいたら、「凄い人だ！」と私は誉めたい。何が？　と思う人が大半だろうからである。何が凄いのかを端的に説けば、プラトンもアリストテレスも、カントもヘーゲルも、歴代の学者の中で、特に特に、弁証法を大切に学んで習得した人だからである。

そのプラトンは以下のように説くのである。

> *Ἆρ᾽ οὖν δοκεῖ σοι, ἔφην ἐγώ, ὥσπερ θριγκὸς τοῖς μαθήμασιν* ***ἡ διαλεκτικὴ*** *ἡμῖν ἐπάνω κεῖσθαι, καὶ οὐκέτ᾽ ἄλλο τούτου μάθημα ἀνωτέρω ὀρθῶς ἂν ἐπιτίθεσθαι, ἀλλ᾽ ἔχειν ἤδη τέλος τὰ τῶν μαθημάτων;*
>
> 哲学的問答法〔弁証法〕というのは我々にとって、諸々の学問の上に、いわば最後の仕上げとなる冠石のように置かれているのであって、もはや他の学問をこれよりも上に置くことは許されず、習得すべき学問についての論究はすでにこれをもって完結したと、こう君には思われないかね？
>
> （『国家』藤沢令夫訳、岩波書店、〔　〕は引用者）

見事な見識であろう。プラトンという人は凄い人物であったのである。しかし現在で、このプラトンの実力をまともに評価しきれる人は僅か、である。それがなぜかは、なぜ評価できないのかをはっきり説けば、ほとんどの人（学者を入れて）に十分な弁証法の実力がないからである。

以上でなんとなくでも分かってほしいことは、「学問というものは弁証法の実力抜きでは本当には学べないものなのだ。仮に学んだとしても、本物の学問にはなりきれないのだ」ということである。

それゆえ、真に弁証法の実力を培うことができた人だけが、学問を学びえて、かつ、体系化へと歩みを進めることが可能だった（現在でもそうである！）のだと分かってほしい。カントはここには気づいて努力はしたのだが、実力不足で未完に終わってしまったことは常識である。論文としては『学問として出現し得る将来のあらゆる形而上学のための序説（プロレゴーメナ）：実際的見地における人間学』（門脇卓爾、塚崎　智訳、河出書房新社）がある。

ここで少しは分かってもらえたと思う。弁証法というものの凄みとその有用性が、である。まさしく「弁証法を軽視すれば罰なしにはすまされない」（エンゲルス）のである。

以上を要すると、学問というものは、弁証法の実力が絶対に必要なのだということに尽きるのである。その通りにデカルトの『精神指導の規則』に、簡単には「弁証法というものは役立たずのムダなものだ」と、より正確には「弁証法がこれらのより先なる作用の助けを借りて導こうと努める精神のほかの作用は、この場合、無用のもの、あるいは、むしろ障害に数えられるべきであろう」（大出・有働訳、白水社）と説くデカルトは、『哲学の原理』なる大層なモノを出して哲学者の一人とされているが、その中身のバカさかげんが、つい思い出されるのである。

以上の流れで、少し分かってきていることがあるはずである。それは、「では、恩師の果たした役割は？　その中身は？」ということである。私の他の著作では、説いているので簡単にするが、恩師の歴史に残るべき高みの点は以下である。それは、学問を学ぶ上で、学問を修める上で、学説を立てる上で、学問を体系化できる実力を培う上で、もっとも大切な「諸学問の冠石」（プラトン）ともいうべき『弁証法』を誰にでも学べるように、かつほぼ完結のレベルで、「弁証法の科学的・法則的な学びの基本書・教科書を、人類の歴史上初めてモノした（本にした）人である」ということである。

恩師こそ、世界中で初めて法則としての弁証法の基礎を法則レベルで間違いなく説いた人なのである。しかもこれは恩師だけが果たしているのである。ということは、恩師の弁証法を学ぶこと（たとえば『弁証法はどういう科学か』を最低限自分の実力とすること）なしには学問への道は志してもまず無理だといってよい。簡単には、『弁証法はどういう科学か』への学びなしには学問は全く無理であり、学んでも無駄となることを覚悟するべきである。もっと付加すれば、この弁証法を学ばないで、いくらマルクスやエンゲルスを学んでも駄目であるし、ましてやカントやヘーゲルを学んでも無理なのである。恩師が構築した法則としての弁証法の学びの基礎は「これほどの高み！」なのである。

次に、恩師が、忙しさのあまりほとんど説くこともなく放っておいた「弁証法のあること」について、説いておきたい。それは、「認識と弁証法の関わり」である。より正確には、「認識の発展がどのようにして弁証法の成立へとなっていったのか」である。これは、『なんごうつぐまさが説く看護学科・心理学科学生への〝夢〟講義（第一巻〜第五巻）』（現代社）を要約する形で説くことにしたい。

ギリシャ時代のディアレクティケーの仕方・方法としての弁証（の術）

（E）

学問を志す人とは別に、弁証法を自分の生活に役立てたいと思う人も数多くいるであろう。この講義はその中でも特に認識論と弁証法が必要な大学初級生へ向けた内容として説くことになる。これら大学初級生になぜ弁証法の学びが必要なのかを一言で説けば、「受験勉強で培った能力の中身だけでは、どうしても人間というものの生活の在り方や考え方や生き方を見てとれないようになっていくので、それだけに大学の初めにその受験のために培った能力を、人間のすべてを分かるための能力に変えていかなければならないからだ」となろう。そして「それにもっとも役に立つのが、弁証法的及び認識論的な能力であり、それを大学の初年度にしっかりと学ばないと、身近な人の〝こころ〟はおろか、社会一般の人間性すら分かる術を持てないことになるのだ」ということである。

少し注釈的になるが、私の著作は、いかなるモノであっても必ず、弁証法を用いながら、かつ弁証法的に説いてある。これは、第一作である『武道の理論』からそうなっている。それだけに、弁証法を学びたいとの意欲のない人には、なかなか私の説いている本来の中身までは読んではもらえないことになってしまう。それだけに以下は、必要性を十分に感じながら読んでほしい。

まずは、認識論の簡単な説明からである。認識とはを簡単に説けば、五感覚器官を通して脳(細胞)の中に創られた像のことである。その認識は表現することによって、初めて他人に分からせられることになるのである。そのために、その認識を表現できるモノの一つが言葉である。すなわち、言葉は独立して存在するのではないのであり、頭の中での思い、迷い、悩みなどの出来事、すなわち認識を、つまり自分の思いや、考えを、自分の使えるレベルの文字に直して発音し、紙に書き、ワープロに打ち、Eメールを出し、するのである。頭の中にあるのは、その人の認識、すなわち像のモロモロの形態、実態なのであるが、それは何かで表現しなければ、相手には通じないからである。

この認識すなわち像は、何回となく説くように、その人の五つの感覚器官を通して得られたモノを合成化したものである。それだけに、その人、その人によって五感覚器官が少しずつ異なって育ってきているので、その人、その人らしい認識すなわち像つまり個性となってきているものである。

それゆえ、一という数字が頭の中に浮かんでいるとしても、人それぞれにその一を認識し、かつ合成化しているのである。その結果たとえば、Aは、一を大切にし、Bは一なんかどうでもいいとし、Cは大嫌いだという風な感情と一緒に一という数字を思い浮かべているのが実際なのである。だからこそ、数字占いがあるのであり、だからこそ、字画の数で運勢とやらを観る職業が成り立つのである。

しかし本来的には、認識すなわち像は頭の中の脳(細胞)が描くモノである。ということは、脳(細胞)が像をどう描くかで認識の実態は決まることになるが、どう描くかは脳(細胞)の実力で決まるのである。そして、この実力は脳(細胞)が統括している五感覚器官の実力で決まるのである。だからこそ、五感覚器官を鍛えることが大切だと、再三にわたって説いているのである。

「どうしてそれが弁証法とか、弁証法的とかに関係するのか」との疑問が諸氏に起きるはずである。

答は以下となる。弁証法というのはなんだったたであろうか。答は「弁証法とは、自然・社会・精神の一般的な運動とか発展の法則」である。少し解説しておこう。

ここでの自然とはすなわち弁証法で説く自然とは、まず小さくは地球全体、大きくは宇宙そのものである。簡単には、地球上の人間社会を除いた全部と思ってほしい。

では、社会とはなんであろうか。これは人間の生成発展してきた社会の歴史性そのものである。猿が人間に進化してからの時代的流れのすべてを内に含んで発展してきている。そしてまだまだ発展しようとも、あるいは次に起こるかもしれない世界大戦とやらで滅亡しようともしている現在の社会そのものである。現在の社会を簡単に説けば、諸氏が社会科で学んだ、知識で分かっている社会の図に加えて、小さい時から体験・生活してきた家庭、幼稚園・保育園・公園、集落、町、学校生活を混ぜ合わせたものすべてで社会と思ってほしい（このように社会という大きな像を描くことが大事である）。

最後の精神は、ではどうであろうか。この精神とは少し難しい言葉である。諸氏の大半は、精神という言葉はよく知っているであろうが、でも具体的に「精神とは何か」との説明を求められたら、困ってしまうはずである。本来、弁証法で説く精神とは、哲学用語、それもヘーゲル哲学の用語であるので、とても理解するのが大変なのである。つまり、この精神の意味は弁証法的な意味を含んでいるので、弁証法を知らない人には、理解しづらいのである。そこで簡単に説明しておきたい。

弁証法で説く精神とは、人間が人類として発展・発達してきた歴史の流れの中で、その人類の歴史を創造するのに寄与してきたモロモロの政治家・経済家（企業家・実業家・財界人等々を含んだ上でのすべて経済に関わった人）・文化人・軍人・作家・芸術家の英知の集大成をアウフヘーベン（より見事なものとして措定する）した観念としての実態を指すのである。だから、ここで精神とは個々の誰かの認識をいうのではなく、「英知のすべての集大成の昇華」した人類的認識なのである。そして、この精神は人類の時代認識として生成発展する認識なのである。だから、すべての時代の発展的集大成的アウフヘーベンとして考えてしかるべきことなのである。諸氏の中には、「そんな認識がどこにあるのだ」と、思う人もいるであろう。分かりやすい例で一つ言葉を挙げておこう。中世ヨーロッパの学術・文化、キリスト教の文化、平安時代の文化・宗教のどれでも結構である。およそ、人類の英知レベルの認識を集大成したものの概括が、精神の最低レベルの中身であると理解してほしい。

さて、自然と社会と精神の説明が以上であるが、ここでまた疑問が生じてくるであろう。「それがどうして弁証法なのだろうか、弁証法という言葉にどう関わるのか」と。ここは少し詳しく説いておこう。

（F）

最初に「弁証法は、自然・社会・精神の一般的な運動云々」と説いたが、弁証法をこのように定義したのは、ドイツの学者であったフリードリヒ・エンゲルス（著作に『ドイツ・イデオロギー』〈共著〉・『空想から科学へ』・『自然の弁証法』他）という人である。と説くと、この定義がエンゲルスの手によって、勝手になされたと思う諸氏もあるだろうと思う。事実は違うのである。

歴史を遡ってみれば分かるように、弁証法の原基形態は古代ギリシャにおいて誕生したことになる。

でも、これは弁証法の原基形態としての誕生であって、弁証法そのものとして誕生できたのではない。古代ギリシャの学者は、今の学者と称される人が、自分の専門分野の中の微細な部分を研究しているのと違って、すべての人が全世界を自らの研究対象にして学修していったのである。つまり、世界を分けて学ぶ分科学・科学などを研究する人は学者の中には存在してはいなかったのである。諸氏が、よく理解できるように別の言葉で分かりやすく説くなら、全学問・全学科を研修し研究し各人のそれぞれが自分の学問を創るべく努力していたのである。分かる例で説けば、「これこそが自分の専門分野である」などと決めることなど全くなく、当然のことのように世界のすべてを修めていったのである。そうである、自然も社会も精神も、である。というのは、当時はこれらは各分野に分けられてはなく、一体として総括される形で学ばれ、それが次第に統括されるようになって(研修・研究されて)いったのである。

現在、ピュタゴラスはあの「三平方の定理」が有名なあまり、数学者とされているが、これは二重の意味で間違っているのである。一つは、当時はすべて学者は全学(すべての学問)的研修・研究をなしていたのであって、部分的・専門的ではなかったこと、それゆえ「三平方の定理」の発見は彼の全学的研究の一コマでしかなかったこと、二つは、古代ギリシャには幾何(学)=図形(学)はあっても、数の論理としての学はほとんどなかった、ということである。それゆえ、現代でピュタゴラスを幾何学者ということは可能でも、数学者とはいえないということである。これを分かりやすくは、(少し乱暴であるが)人体の解剖しかやったことのない人を医者とはいわないし、いえないということである。

それはともかくとして、古代ギリシャの学者は、全学的研究、すなわち世界をマルゴト研究して総合かつ総括していったのである。それも世界のあらゆるモノに自分の五感覚器官を駆使して対象と接しながら関わって研究していったのである。これは、書物からの知識はほとんどなく（本の類いはほとんどなく）、自分の能力のすべてを用いて全世界的存在の仕方を研修・研究していたのであり、それら全学的研修・研究の成果のことを、我々現代人は古代ギリシャ哲学、すなわち哲学の起源と称しているのであり、それら全学的研究者のことを哲学者と呼んでいるのである。

（G）

ここから分かってほしいことが二つある。一つは、哲学という学問は、その起源に見られる通り、世界の全学的研修・研究をなしてできあがったモノであり、それ以外ではない、ということである。それゆえ、哲学を学ぶとか哲学を研究するということは、当然に世界全体の在り方をすべてにわたって学ぶ、研究する！　ということであり、哲学者と称しながら、世界全体を説くことはおろか、研修することとすらせずに、バカげたレベルに哲学を貶《オトシ》めている人、つまり人生論とか、モノの考え方とかしか説かない人は、哲学者としてはマガイモノであると断言してよい。

ではここで、簡単に「世界全体を説くこと」を諸氏がよく知っている文字を用いて説明しておこう。それは「社会科学、自然科学、精神科学のすべてを研修し、それらを総合・総括しそれを統括して説くこと」である。もっと簡単には、現在の日本における高等学校のすべての授業課目を一括して説くにしても、各課目に分けた部分として説くにしても、すべて学問という（すなわち哲学という）観点、すなわち、全世界のすべての学者、すべての研究者にその専門的指針を与えられる、あるいは方法を教えられるというレベルから体系的に説くことであり、これを説ける人であって初めて、第一級の哲学者と称されるのであり、称されてもよいのである。ちなみに、古代ギリシャ時代の世界第一級の哲学者であるアリストテレスは、ここを「本読み奴隷」（この原語は ὁ ἀναγνώστης アナグノーステースである。これは二十代から三十代当時のアリストテレスに与えられた言葉であるが、これは文字通りの意味ではない。現代的には全学的学修を行ってこそ、可能な仕事だったのだから）として二十年近くも研修したし、かの世界最高の哲学者ヘーゲルも高等学校の校長として同じことを授業でなしたことである。ヘーゲルの現在残っている書としては『哲学入門』（武市健人訳、岩波書店。原題は『哲学的予備学』*Philosophische Propädeutik*）があるし、これまた、かの哲人カントも同様なことを町の知識人（市民レベルの）に対して長い期間にわたって行っていたことは、あまりにも有名である……。

二つは、現代においてこの哲学と称されている学問は、その成立過程に立ちいってみれば、ここ（哲学の完成への過程）から弁証法が生まれてきたことが分かるのである。すなわち、弁証法という学問の起源は、古代ギリシャ哲学そのものである学問の構築過程・成立過程にこそ存在しているのだ、ということである。『弁証法はどういう科学か』に次のような文章がある。「彼らは、二つの相入れない意見が闘わされるという形で、矛盾が思惟において発生することを注目し、この思惟における矛盾を暴きだし、討論することが真理に到達する一番よい方法であることを知って、これを重要視しました。そして矛盾を克服することによって真理に到達する技術を『弁証法』と呼びました」と。

この『弁証法はどういう科学か』は、私が何十年にもわたって基本書・教科書として諸氏に推薦してきている書である。簡単には弁証法の学習のためには、現在でもこれが世界最高（他には零）の基本書だからである。しかし、この著書を発刊された頃の恩師はあまりにも忙しい方であった。そのぶん、きちんと説くべき箇所をとばしているところも少なからずある。

何が説きたいのだ？　と疑問に思う諸氏もいるはずである。少し説明したい。『弁証法はどういう科学か』の引用文をもう一度読んでから、次の説明へ移ってほしい。「彼らは、二つの相入れない意見が闘わされるという形で、矛盾が思惟において発生する」とある。この説明は、この書物が初心者向けに書かれたぶん、実はあまり正確ではないのである。あくまでもこれは初心者向けにアバウトに書かれたモノだと思ってほしい。では実際にはどうだったのであろうか。

（H）

まず弁証法という文字に注目してほしい。これは原語（ディアレクティケー）のドイツ語読みである「ディアレクティク」の訳語である。でも、この訳語は単なる訳ではないのである。この訳語である「弁証法」という文字も、実に弁証法的だからである。この弁証法という日本語を創った（訳した）人は、よほどに古代ギリシャの学問の歴史的事実に長けていたはずである。

プラトンをはじめとする（ソクラテス以後の）学者の著作を読めば分かるように、古代ギリシャにおける学問の研修・研究は自然・社会相手のモノが主となっていた。たとえば、他国との戦争にどう対処するか、具体的な戦闘はどうするか、どう陣地を築くか、どう軍船を動かすか、等々を全体的にあるいは個的に研修・研究しながら国を守るための方法・手段の過程の中から、次第次第に正しいとされる知見が、自分の国家の発展のために集大成されていったのである。

しかしながら、「武道講義」への入門書として認《シタタ》めた『弁証法・認識論への道』に説いているように、ソクラテスの時代まではまだ学的研鑽のレベルは幼いものであった、というより体系的ではなかったのである。これは当時の史料で否応なしに分かることなのである。幼かった（体系的知見の集成が困難だった）理由の最大のモノは、人類の文章を認める力の未発達であり、結果としての認識能力の幼さなのであった。それゆえ、議論をするにも自らの論をまともに闘わせることは不可能な状態である。だが論じないワケにはいかず、相手に自分の正しさを分からせなければならず、であるだけに、その幼いながらも、ともかく自らも論じ相手も論じるという出来事が重なる流れの中で、少しずつ、かつ次第次第に、自分が言語表現で論じている（論じたい）中身と相手の（言語表現に表われてはいないが）論じたい中身との相克・合致などが、分かってくるようになってきたのである。

そういった流れの中で、相手の論じたい中身と自分の論じたい中身との相克なり合致なりが、これまた、次第次第に洗練されてきて、つまり分かりやすくは論理が整序され、論点が整理されてくるようになって、本当の論争になっていき、議論の問題点が浮きぼりにされてくる、その行程もまた次第次第に整序されてくることになる。これが先程引用した「彼らは、二つの相入れない意見が闘わされる……矛盾が発生する……」の（恩師が説くことのなかった）弁証法ができあがってくる過程的構造だったのである。その結果が、次の文章、すなわち「討論することが真理に到達する一番よい方法であることを知って（知ることができて）、これを重要視した（するようになった）」となってくるのである。

（Ⅰ）

ここで諸氏にはっきりと説いておくことがある。これらの議論ないし討論というものは、つまり古代ギリシャの学者の論争というものは、けっして頭の中での出来事を、その像すなわち観念（思いつきの認識）のみで議論したわけではない！　ということである。古代ギリシャの学者は、現今の大学の先生の大半の人のような空理空論をもてあそんだのではない。というより、もてあそぶ理論なるモノは、つまり空理空論なるモノは当時の人には全くなかった（すなわち存在していなかった＝創出されてはいなかった＝そんなレベルには達していなかった）というのが実際だったのである。

言語なるモノすら、まだ使うには不十分であっただけに、頭の中の出来事を正確に表わす（表現する）ことすら、まだしっかりとはできあがっていなかったのである。

それだけに当然に、古代ギリシャの学者は、自然・社会の現象形態・出来事をしっかりと観察し究明しようと努力していくことになる。でもこれは個々人の能力の及ぶところではないだけに、その解決策が他人の認識（研修・研究の成果）との相互浸透を図ること、すなわち交流かつ議論を行うことしかなったのである。このような過程で相手への反駁のための相手の議論との重ね合わせを行い、かつ自分の議論の重ね合わせを行うとともに、加えて相手のそれと自分のそれとの重ね合わせをさらに行うといった過程の積み重ねの上の積み重ねがあってこそ、少しずつ、また少しずつと議論の形式化（方法）が進んでいったのである。それが先程に説いたような発展の流れの中で、議論を伯仲させるレベルにまで高めることが可能になっていったということなのである。

この一連の議論の、討論の、論争の過程を一つの流れの過程的なものを形式（方法）として、すなわち過程的構造としての方法として捉え返したものが、いわゆる「ディアレクティケー」の原形（方法）だったのである。このようにして古代ギリシャにおいて弁証法なるものが誕生した時に、かの哲人プラトンは『国家』（ポリティア）の中で次のように宣言してくるのである。

> 哲学的問答法〔弁証法〕というのは我々にとって、諸々の学問の上に、いわば最後の仕上げとなる冠石のように置かれているのであって、もはや他の学問をこれよりも上に置くことは許されず、習得すべき学問についての論究はすでにこれをもって完結したと、こう君には思われないかね？

ここで、前の頁へ少し戻ってほしい。まず「この日本語を創った（訳した）人は、よほどに古代ギリシャの学問の歴史的事実に長けていたはずである」と説いている。なぜなら、「この訳語である弁証法も、実に弁証法的だからである」との前の一文がある。その通りに、〝ディアレクティケー〟なる言葉のできあがりは、説いてきたような歴史の過程的構造の上で創出された語だからである。ということで、弁証法の把持している歴史的な意味を分かってもらえたのでは……と思う。

そうするとここで「では、どうしてそれが、自然・社会・精神と関わるのか。どうして一般的な運動とか発展とかになるのか。それにもう一つ、古代ギリシャの古代学問を説く場合に自然・社会として説くだけで、もう一つの精神が抜けている。これはどうしたことなのか」との質問が出そうである。

これに答えるのは簡単だが、その前にどうしてもかたづけておかなければならない問題がある。それは引用文の中の最後のところである。そこには「そして矛盾を克服することによって真理に到達する技術を弁証法《ディアレクティク》と呼びます」とある。ここにも、少し注釈をつける必要が実はある。恩師は、弁証法の大家であった。私が恩師の著作に出会うことがなかったなら、おそらく、現在の私はない!? といってよい。だが、恩師は弁証法の大家ではあったが、実はディアレクティクの大家ではなかったのである。

「それはどういうことか」、と疑問が出てくるであろう。恩師は弁証法のことをディアレクティクとルビを振っているが、原語のディアレクティケーの意味・意義は弁証法ではなく、弁証の仕方・方法、すなわちディアレクティケーの仕方・方法というレベルの言葉なのである。

古代ギリシャにおけるディアレクティケーとは、日本語訳とすれば弁証のことであり、これは弁論すなわち議論・討論・論争を通じて相手の論の欠陥を暴きだし、自分の論の正しさの証《アカシ》を立てること、すなわち、弁じて証明することだったのである。だから、せいぜいのところ、弁証（の術）すなわちディアレクティクの方法であり、けっして法則としての法ではなかったのである。恩師はエンゲルスのディアレクティクスに心酔していたから、そしてエンゲルスのディアレクティクスは弁証法のレベルであったから、現代用語としては、これはもちろん正しいのであるが……。

エンゲルスのディアレクティクスはたしかに弁証法のことだ！　と説いたが、これは当然のことなのである。我々がよく知っている、そして『弁証法はどういう科学か』にしっかりと説いてある、「弁証法の三法則」は、これはエンゲルスが大哲学者ヘーゲルの『大論理学』に深く学んだ上で、しかも弁証法の一般性としてではなく、つまり自然・社会・精神を貫く一般性そのものの法則性ではなく、その一般性を変化過程という構造に立ちいっての法則化なのである。すなわち、「構造レベルでの弁証法」を三法則化したのである。曰く、「量から質への転化・またその逆の法則」「対立物の相互浸透の法則」「否定の否定の法則」となる。このようにエンゲルスの手によって初めて古代ギリシャ時代を原基形態として発生したディアレクティクなるものは、アリストテレスからヘーゲルの学的実力を高めてきたが、その高みを法則（形式）化として成立させたものが、法則としての弁証法となったのである。

残しておいた怖い質問にいこう。「弁証法がどうして自然・社会・精神の一般的な運動に関わるのか」であるが、これは弁証法の三法則を定立した、エンゲルスが次のように説いているからだ、が最も無難な解答すなわち、世界中の誰からも文句をいわれることがない答となるからである。エンゲルス『フォイエルバッハ論』に曰く、「弁証法とは、自然・人間社会・思惟の一般的な運動＝発展法則に関する科学以上のものではない」。なので、そのような定義となっているのである。だが実際は、弁証法をこう説く原基形態はヘーゲル哲学そのものの実態＝実体である「絶対精神なるものの自己運動」にあるのであるのだが……。

それにもかかわらず、かの偉大な三法則を定立できたエンゲルスの大秀才の実力をもってしても、三法則の定立から「絶対精神の自己運動」を弁証法性として捉え返して、「弁証法とは自然・人間社会・思惟の一般的運動」と定義できるまでには長い長い研鑽の過程があったのだと分かってほしい。それゆえ恩師も、ここを正面に据えて弁証法を説くことはなかったのである。次の質問に移りたい。

「古代ギリシャの学問のところで、自然・社会と説くだけで、どうして精神とかせめてエンゲルスの説く思惟も出てこないのか」、である(この思惟を現在の翻訳者が、悲しいことに思考と訳している場合があるが、この思惟と思考は、思惟が哲学用語、思想用語であり、思考は日常語である。当然に意味の論理のかつ概念レベルが違うのである。分かりやすく説けば、学問と学習の違い以上のものがある)。そもそも古代ギリシャにおいては、学問の歩みは現象論レベルでしかなかったのであり、学問としては精神とか思惟に至る過程には程遠く、ようやくにして、国家の大事(戦争など)に関わる、自然関係が深く学ばれ、次いで国家としてまとまるための社会体制に関わっての社会関係についてなんとか研究が始まってきた、という、時代の発展がまだまだ事実に関わってのモノ以上の認識を誕生させるところまでは、進んではいなかったということなのである。

本来的にはここで、忙しさのあまり恩師の説くことのなかった弁証法の歴史の過程的構造、かつ弁証法の学問的発展の詳細についても、もう少し説いておくべきであろうが、今回は一つ、二つを例示するだけにして、この追悼文を終えたい。

一つは、ソクラテスの学問上の実力についてである。この人は、哲学史上の評価ほどには弁証法の実力はない、と説くべきである。なぜその実力がなかったのかは、簡単にはこの時代の人類が弁証法の原基形態に至るにはまだ幼稚といってよかったから、である。たとえばこのソクラテスはまだ文章が書けなかった、というより、書くだけの学習した像（認識）がなかったからである。学習像が不足していては、つまり、頭の中だけの勉強では学問としての実力が培えるはずもないのである。学問上の像的実力がそんなになかったとの証拠があるのか、との質問には、はっきりとした証拠があり、それは当時の学者の著作としても現代に残っているだけでなく、私自身の実力からもしっかりと説くことが可能である。

二つは、大哲学者であり、大政治家でもあったゼノンの実力についてである。ソクラテスが自分の学問としての実力が大してない若い時に（二十歳くらい）、ゼノンは嘘つきだといいふらした（プラトン『パルメニデス』参照）だけに、その後の人はゼノンを詭弁者として評価しがちである。

だが、これも大きな誤謬である。それが証拠に、学問をしっかりと確立できたアリストテレスとヘーゲルは、このゼノンをまともに「凄い」とそれぞれの自分の著作で評価できているからである。

では、どうしてもう一人の凄い実力を持ったとされているカントはゼノンの実力をそれほどに評価していないのか、との疑問があるであろう。ちなみにカントのゼノンに関する評価は、以下である。「偉大な悟性と明察のひととして、また精緻な弁証論者として卓越していた」（「論理学」『カント全集』湯浅正彦、井上義彦訳、岩波書店）。これには、しっかりとした理由がある。ヘーゲル以外の哲学史になぜ出てこないのか理由は分からないのであるが、カントの二律背反（『純粋理性批判』）の論理の最初の論者は、びっくりすることに、このゼノンその人なのである。

ここに関わっては、さすがにヘーゲルはある程度説いてはいるが、二律背反の原型とは残念ながら説いていないのである。このゼノンの言葉は、現代に残っている古代の書物に説いてあることなので、いつかは論じたいものである。ヘーゲルのゼノンに関する評価は以下である。

ゼノンの特性は弁証法にある。弁証法は実にゼノンに始まる。彼はエレア派の巨匠であって、エレア派の純粋な思惟は彼において自己自身における概念の運動となる。即ち哲学の純粋な魂となるのである。我々がこれまでのエレア学徒に見たものは、「無は何らの実在性をもたない、従って生起とか消滅といわれるものはない」ということだけであった。これに対して、ゼノンにおいても勿論、このような一者の定立とそれに矛盾するものの止揚はある。しかし、それと同時に彼においては、この主張が出発点とならずに、存在するものとして定立されるものにおいて理性がそれ自身の中に安らいながら、そのものの否定を提示することから始めるのである。パルメニデスは主張した。「すべてのものは不変である。なぜなら、変化においては有るものの非有が定立されるだろうから。ただ有のみがある。非有があるという命題においては主張と述語とが互いに矛盾する」と。これに対してゼノンはいう。「君らが変化を立てるなら立てよ。変化そのものにおいては、その無があるのみ。或いは変化は無である」と。その場合、前者にとっては変化は規定された、中身をもつ運動であった。ゼノンは運動そのもの、或いは純粋な運動に反対して言った。「純粋な有は運動ではない。むしろ運動の無である」と。特に注目に値するのは、ゼノンにおいては次のような高次の意識が見出されることである。即ち一つの規定は否定される。しかし、この否定そのものはまた一つの規定である。そこで次に絶対的否定においては、一方の規定のみでなく、この二つの相対立する規定が否定されねばならないという意識である。ゼノンはこれを予感する。そこで彼は、有が無の反対であることを予見するが故に、無について言わねばならないことを一者には拒むのである。しかし、このことは同様に、その他のものについても言わなければならないであろう。この高次の弁証法はプラトンのパルメニデスの中に見出される。ただここ〔プラトンのパルメニデス〕では、これは二、三の規定に現われているのみで、一者と有そのものの規定についてではない。もう一つ高い意識は有の空しさと、無に当面する有限的な空しさの意識であって、一部はヘラクレイトスの中に、次はソフィストたちの中に現われる。そこには何らの真理もなく、また何らの即自的存在もなく、あるのはただ向他有だけであり、或いは個別的意識の確実性であり、反駁としての確実性、即ち弁証法の否定的側面にすぎない。

（『哲学史』上巻）

なお付け加えておけば、ヘーゲルも自分自身がカントの哲学にどれほど負うているかについては（カントがゼノンを誉めるだけで、何をゼノンに学んだかを説いていないように）、ヘーゲルもカントにならってか（これは皮肉である）、カントから学んだものについては同じく見事に口をつぐんでいる。以上が、私がカント・ヘーゲルとして、二人を一緒にしている理由の一つなのである。

（終）

あとがき

『武道講義入門　弁証法・認識論への道』を上梓してから、すでに一年有半もの月日が流れてしまっている。この書の「あとがき」には、半年以内には次回作をと書いておいたので、じくじくたる思いが一年もの間、続いたことである。だが、ようやくにして本書を三一書房へ届けることが可能となった現在、見事なまでの解放感がある。ほっとしたところで、読者にお知らせしたいことを説いておきたい。

一は、前著『弁証法・認識論への道』第四章「学問を志す人の一般教養を説く」で引用した、「学への道たる一般教養とは何か」の原著である『医学の復権』（瀬江千史、現代社）が出版されたことである。この著書は、私が『弁証法・認識論への道』の「続編」として、こんな内容のものをモノしてみたいと密やかに思っていたことが、まさしく見事に説かれている。ぜひ購読を！　と思っている。また、この『医学の復権』の著者たる瀬江千史自身の手になるこの書の解説小論が、季刊誌『綜合看護』（現代社）にていねいに説いてあるので、これもぜひ、読まれたらと思う。

二は、これも『弁証法・認識論への道』の「あとがき」で、軽く触れたことである。そこでは、「本書がそれなりの評価を得ることができたら……個別の武術・武技の学び方・上達の仕方を、弁証法や認識論の学びとして説いてみたい」と説いているが、この著作と本格的に関わることになったことである。題して、『武道・武術に関わる諸問題』（仮題）である。題名の違いで分かってほしいが、これは、極意書や秘技などを描いた小説等を資料・材料にして、武道・武術に関わる箇所を、弁証法・認識論を駆使しての、科学的武道論からなる解説をする、ということである。別の言葉でいえば、「具体的事実から説く武道論・武術論」となろう。具体例としては、『武道への道』第三部 極意への道 第一章 極意とは何か――千葉周作の「一夜秘伝」を解く――を想起していただいて結構である。

三は、私がこの二十年近くにもわたって、日本論理学研究会なる、日本文化の学的復興を志す学者の卵を教育・指導する組織を持っていることは承知であろう。この会で長きにわたって講義した内容を弟子たちがノートしているものが、優に十冊もの本になる分量になる。これは、ほとんどが私の書物の内容を微に入り細に入りして説いたものである。いってみれば、『武道講義』の虎の巻みたいな存在である。これを弟子が『武道講義』シリーズの解説版として、ぜひに出版したいとして、講義録編集委員会なるものを結成し、東京大学の大学院生と学生が中心となって編集作業を行ってきている。これが形として整ってきたので、三一書房の承諾が得られれば、別のシリーズとして出版する予定となる。題して、『南郷継正 講義選集』である。

『武道講義』シリーズには、うまく体系化の中に組みこめない講義であるが、やさしく、かつ詳しく述べてあるものなので、私の読者には格好の教養的読み物たる緑陰の書となるはずである。

最後に、肝心の『武道講義』シリーズに関してである。本シリーズの次回作は『武道と弁証法の理論』となる。これは脱稿直前なので、御期待いただこう。大方の読者からは、大丈夫だろうか、今までも時間がかかりすぎたし……と心配の声や叱責がありそうである。たしかに……と私も思う。『武道への道』を読まれた読者は、次の言葉に覚えがあるはずである。

悠々自適の人たちとは違い、道場での実験・毎月の講習会での指導・年に五回もの合宿・五回もの大会・毎週ゼミ・毎月合宿の論理学研究会といった公式行事の他に自分の練習と勉強を加えると五人前でもまだ過小評価というものである。この余暇に執筆するのであるから休日は日曜を含めて年に数回しかないのである。年に数回は過労で倒れたりするが、それでも仕事には参加している。そんな厳しい生活なので、他の武道家と暇をつぶす時間などあるはずもなく、常に戦場にあった武将そのままの生き様を描いてもらって結構である。しかしこれでも滝村隆一氏の猛勉や、幹部クラスの日常に比すればまだまだ甘いというのが実感である。

このような生活が数十年続いてきているので、執筆はいつもいつも遅れに遅れているのが現実であり、今回とて例外なく！　である。指折り数えると、このままでは本『講義』シリーズは完結の日を迎えられない、と改めて悟ったのである。そこで思いきって、というより断腸の思いで、四十年にもわたる武道・武術の表舞台から退く、つまり、組織の指導から手を引く決心をしたのである。『武道講義』シリーズを完結の形で世に残すには、これしかないと自覚できたからである。

以上が、初めに述べた二、三のお知らせの内容が実行できる理由でもある。

とはいっても、武道・武術の指導の表舞台から退くのであって、私自身が引退するのでもなければ、ましてや日本論理学研究会の表舞台から姿を消すものでもない。「雀、百まで」の言葉の通り、相も変わらずに武術の修練・学的研鑽は永遠である。なぜか、と問われるまでもないことである。

幾度となく説くように、私は弁証法・認識論の研鑽と、武道特に空手の修練によってこそ、頭脳活動が優れたものになり、これは年々そうである。これは現在とて真実である。大学の先生方が、四十を過ぎるに従って、少しずつ、そして次第次第に大きく頭脳の活動が落ち、衰えていくのとは違い、私は四十から四十五、四十五から五十、五十から五十五へと齢《ヨワイ》を重ねるごとに頭脳活動の勢いは増してきているのであり、これは、私の著述の流れを知られれば当然に納得できようことであり、あるいは、またこれが『弁証法・認識論への道』の内容の正しさの一つの証明でもあろう。

話は変わるが、世の中には面白い偶然の一致というか、時を同じくすることが多々あるものである。『武道講義』シリーズで、河合栄治郎を説いたと思うまもなく、新聞の論壇が賑々《ニギニギ》しく河合栄治郎を論じたことである。たとえば、朝日新聞一九九四年二月十五日付「論壇」では「河合教授没後五十年を迎えて」として猪木正道が、東京新聞一九九四年二月十五日付「視角」では「なぜ、今、河合栄治郎か」として林　茂雄が、である。そしてまた本書で中学校・高校論を終えたかと思えば、「まえがき」で述べてあるごとく、今回の参院選で大躍進とされる「新進党」の党首が学制改革を公にしている。いずれも私が先に提言しているので、エピゴーネンと思われずに済むことであるが。

ここで、本書の成立について一言しておきたい。

序の編である「認識論から教育を問う」は、かつて、『教育とは何か』（五十嵐良雄、渡辺一衛編、三一書房）に求められて応じた小論である。これは、大多数の私の読者の目には触れなかったらしく、『武道と認識の理論II』「わが学一般措定の構造」で論じた時に、実物を見たいとの要望に応じられなかった。そこで、いつの日にか私の著書の中に収めたいと念願していたが、今回付録としてでも、と思って目を通してみた。目を通す前は、この小論は一九七九年のことでもあり「付録としてならなんとか活きる」程度の自信しかなかったが、読み直してみて、江湖の評価にまだ十分に耐えうると判断できたので、その価値大なりとして冒頭論文としたことである。

少し、私的な話をすれば、学問的に史上初と自負できる「学問と宗教の歴史的一般性」（『武道と認識の理論I』所収）が私の学問論の原点たる処女作品とすれば、この「小論」は私の教育論の原点であり、学的な心象風景でもある。それだけに、現在の私のレベルで加筆することなく、ほとんど原文のままとし、僅かに当時削除した言葉を復活させるにとどめてある。とはいっても、その論理性は現在の教育界の誰一人にも劣ることはないので、よろしく再読・味読を希望しておきたい。

第一編から終の編までは、『月刊空手道』誌に連載したものに加筆してある。東口敏郎初代編集長の英断には今も深く敬意を表している。

少し照れながら述べるが、私が処女作たる『武道の理論』を上梓して以来、本書で十冊目の刊行となる。『武道の理論』一冊を世に問えれば、それで本望だろうと話をしてくれた弁証法の恩師三浦つとむ並びに学的恩師滝村隆一の言葉が今も鮮やか、である。それが、数えて十冊目ともなれば、これは当時の私の実力からすれば望外のこと！　であった。ただ私には、公には一度の出版祝いの経験もない。これは、読者にとっては常識的な理由からである。その通りに、今後十冊は刊行できるようにしっかりと研鑽を重ねたいものである。

最後に、三一書房の古屋文人、鎌田幸子御両人にはいろいろとお手間をとらせていることを謝したい。また、遅延で迷惑をかけ続けの編集部の方々には、本書を含めての十冊の内容が、他の出版社のどれにも劣ることがないことをもって、お詫びとしたい。

一九九五年九月十五日

南郷継正

武道哲学講義〈Ⅶ〉

二〇一二年　三月ゼミ合宿講義

ヘーゲル『大論理学』「序文」を読む

（I）ヘーゲル『大論理学』「序文」を読む

（1）ヘーゲルの著書は弁証法的に読まなければならない

今回のゼミ合宿のメインテーマは、本物のヘーゲルの理解のために、である。そのヘーゲルの内実、簡単には彼の学的論理能力、すなわち、彼の学問を構成してきている、論理学的実力の実態なるものをよく理解する（できる）ためには、『精神現象学 序論』と『大論理学』の「第一版序文、第二版序文」がもっとも優れた文献となるので、この三つの小論を取りあげることにする。

といったところで、二つほど諸氏に述べることがある。一つは、本講義の予習として、『武道哲学講義』第一巻を必ず読みこむことを説いておいたが、「まじめに読んできたであろうか」、を問いたい。そうでない諸氏には、以下の講義は恐ろしく難解となろう。二つは、肝心の『武道哲学講義』第一巻には、致命的な校正ミスがあるので正しておきたい。これは第二部 学問構築一般論 第一章（3）百五十頁九行目の「統」は「総」の誤りである。訂正した文は以下である。「ここで統括とは、収集したものが単に括られているのではなく、体系的レベルにまで統括され、かつそれが系統的に用いられる状態になっていることをいう。分かりやすく説いておくなら、総括レベルでは頭蓋骨の中に脳を置いたけれど、脳と身体の関係が分かって置かれてはいないようなものである」。

では、本論に入る。実は昨年のゼミ合宿でも、「ヘーゲルはあんなに早く『大論理学』を書くべきではなかった」と説いたが、今回、ますますその思いを強くしたことである。これは『全集第三巻 哲学・論理学への道』を執筆するためのいわば「アタマの体操」として、ヘーゲルを少し読み始めてみたのだが、『大論理学』が『精神現象学 序論』の説明文としてモノされていたことを、初めて知って驚いたことである。このことからしてもやはりヘーゲルは『大論理学』をあんなに早くモノすべきではなかったとの思いを、より強くしたのである。

本来ならヘーゲルは、『精神現象学 序論』の次に説くべきは『エンチュクロペディー（哲学諸学綱要）』そのものの中身だったのだといってよい。これは私の推論であるが、さすがにヘーゲル自身もそこを反省していったのであろう。それゆえ『大論理学』の次に『エンチュクロペディー（哲学諸学綱要）』へと事実としてはなっていったのであるが、これは学問形成としては順序が逆であったと述べておこう。ヘーゲル自身もそれを反省してか、自分の学的実力が十分についたと思った（頃の）約二十年後に第二版を上梓したことである。私としては第一版の原文の実態を読んでみたかったのだが〔注：第一版は、「読者への挨拶〈Ⅺ〉」で説くように、本年（二〇一五年）春に手に入れられることになった〕。

また、『大論理学』を読んでいく中で、疑問に思うことが幾つかあって、現在原書を見て、その何かを探しているところであるが、その中の一つに『大論理学』の最初に説かれている「有論」というものがある。私は「有論」というのは、これは誤訳であろうと思っている。その通りに「有論」と訳してはいない書物も、当然ながらある。本来「有論」であるならその対として、理論的には大さく「無論」をも説かなければならないはずであるが、どうしてかこれは小さく説くのである。それはそれとしてまずは「有論」と訳した原語（Die Lehre vom Sein）なるものが当時として一体どういう原語、すなわち、哲学上でのヘーゲルの思いであったのかが問題となる。私はこれは、ヘーゲルの生きていた時代の古文を、現代文で訳しているのではないか、という可能性もあると思う。

たとえばシェークスピアの邦訳を見ても、現代に至るも坪内逍遥にかなうわけはない、と思う。なぜなら当時の雰囲気を出すべく見事な古文で訳してあるからである。福田恒存の訳など読むに耐えないものがある。これに関しては現代訳『聖書』などもそうである。このように、その時代にあった意味を持つ言葉で訳さないと中身がウソになってしまうものである。また、たとえば『枕草子』の中に出てくる「いとをかし」を、現代風に「大変おかしい」と訳してもしたら、とんでもない意味になって苦笑いしてしまうように、である。したがって、ヘーゲルの文章も、ヘーゲルが書いた当時のドイツ語の意味で訳さなければならず、現代のドイツ語で訳してしまうと、当然ながら間違ってしまうのだ、ということなのである。それだけに、今年出版された新版『アリストテレス全集』の新しい訳者の、古代ギリシャ語に関わっての実力を知って、苦笑せざるをえなかったことであった……。理由の一つは、当人たちが、アリストテレスの書物がいかなる経緯を経ているのかを知るためには、第一に中世期たるスコラ学派のトマス・アクィナスの時代の「神学」の内実を知るべきである。それを経ることによってのヘーゲル哲学の中身を分かった上での翻訳が必須である。この過程なしには、アリストテレスの論理、特にその構造は不明のままといってよいからである。いずれ説いてみたい。

次に、私が気になっていた言葉に「思弁哲学」という言葉があった。これも日本語に訳す時に、間違ってしまったものだと思う。これは『大論理学』を詳細に読みこんでみると、「思弁」は単なる思弁ではなく、学問形成上の一大概念であるということが、直ちに分かるはずのことだからである。さらにもう一つ、「形而上学」という言葉も、日本語訳をなした井上哲次郎（東京帝国大学哲学教授）の思いとは裏腹に、全く意味が異なるのである。形而上学という文字の意味する観念的実体たる実態（構造体）を勘違いして（意味を知ることもなく）このような情けない意味に貶めてしまったのであるが、ヘーゲルが折に触れて説いているように、アリストテレスの著作とされるあの『形而上学』なる書物の内実は、いってみれば本物の形而上学を学的に形成するためのスタディなのである。すなわち、アリストテレスの時代的思惟たる認識はいまだ、形而上学たる学に関わってはその形式すら思うことなど到底適わぬレベルであった、つまりそのような幼い学的認識の時代だったのだということなのである。

端的には、あの頃の形而上学は、我々が学問形成への辿るべき道＝方法の一端でしかなかったのだ、ということを我々は分かっておくべきである。これなども『大論理学』の「序文」をまじめに読んでみれば、よく分かって然るべきことである。まじめに人類の歴史を辿る認識論を構築すれば、すぐに分かるレベルなのであるから。『全集』第十一巻の実態として説いている認識論の三大柱の第一をとくと読みこんでほしいものである。本当の意味の「思弁」とはどういうことか、本当の意味の「形而上学」とはどういう概念であるのかが分かってくるのである。だが、である。ヘーゲルから、特に『大論理学』から弁証法を法則化した（とされる）かのエンゲルスに至っては「思弁」や「形而上学」の意義や概念について、少し厳しく説くならば、ウソばかりといってもよいものである。

再度説くが、ヘーゲルの『大論理学』を学んで、弁証法の三法則を導きだしたほどの実力を持つエンゲルスが、思弁や形而上学で、あのような誤り（ともいえること）を説いているのは、どうにも理解できかねるし、おかしいと思う。つまり哲学ないし学問を貶める意図を持って、わざとウソを書いたのではないか、と思えるほどである。そしてそれだけに、同じ意志を持っていた私の恩師三浦つとむは、そのエンゲルスの文言を、そのまま信じこんでしまったのである、と思う（『弁証法はどういう科学か』）。エンゲルスは『フォイエルバッハ論』で次のように説いている。

ヘーゲルが「形而上学的」と名づけているところの古い研究や思惟の方法は、特に事物を与えられた固定した存在として研究するにつとめたもので、その痕跡は、今日《コンニチ》でもなお深く人々の頭《アタマ》に残って消えないでいるが、この方法は、その時代には、それ相当に大きな歴史的存在理由をもっていた。ある過程が研究されえんがためには、その前にまず事物が研究されなければならなかった。ある任意の事物において起こる変化過程を知覚しえんがためには、人はその前にまずその事物の何であるかを知らなければならなかった。そしてこのことは自然科学においてそうであった。古い形而上学は、事物をできあがった既存のものとして受けとっていたが、それは死んだ事物をも生きている事物をもできあがった既存の事物として研究していたところの一つの自然科学から生じたものである。しかし、こうした事物の研究が、ある程度まで栄えて決定的な進歩が可能になった時に、すなわちこの研究がこれらの事物とともに自然それみずからのうちに起こるところの変化過程についての体系的な研究へと移行しうるに至った時に、哲学の領域においても、古い形而上学の死の鐘が鳴らされた。

以上、『大論理学』の第一版と第二版の二つの「序文」をまじめに読んでいけば、そういうこともよく理解できるようになっていくのである。しかし諸氏にはなかなか分からないであろう、だからあえて説くのである。ヘーゲルの原典は弁証法的に、まじめに、読み進めなければならないものなのだ、と。

私がこれまで説いてきているように、ヘーゲルの言葉はすべて必ず弁証法的に読まなければならない、読まなければ全くの誤解をしてしまうことになるものである。すなわち、ヘーゲルは自分の言葉には必ず弁証法性を帯びさせて用いているのだから、一文言を取りだすだけにしても、それを必ず弁証法的に捉え返すようにしながら読まなければならない、すなわちそうしないと、知らないままに嘘に読みとってしまいかねない危険があるのである。

実例を一つ挙げておこう。ヘーゲルの使う「歴史」という文字は、単なる歴史そのものではなくあくまで生成発展としての、ヘーゲルの絶対精神の自己運動たる、いわゆる発展史観としての弁証法性を帯びての「歴史」の過程なのであり、これをまともに日本語に訳すならば、「宇宙の誕生から現代までの生生発展の論理構造の過程性を絶対精神の発展過程、すなわち、自己運動として把持したその論理形態がヘーゲルが説く歴史である」ということになるのであるが、このことが東京大学の岩崎武雄をはじめとして、誰にも分かることがなかったのだ、といってよい。

しかし、ダーウィンやヘッケルは、生きる時代がそれほど離れていないあの頃のヘーゲルをしっかりと学んでいったので、すなわちそういうヘーゲル学の内実をまともにふまえてダーウィンの『種の起原』は書かれたし、またヘッケルの『宇宙の謎』は書かれたのである。つまりあの時代のそれぞれの分野で学者として名を残している人は、ほとんどがヘーゲルにまともに学んで、学んだ実態をヘーゲル哲学の具体化として説いていっているのであるから、その文言をヘーゲル流たる弁証法性を把持して読まないと、これすら正しく理解することはできないことになろう。しかし、以上のようなことは誰もまともに説いていない。いや、僅かにエンゲルスとディーツゲンだけは、それを説いているのである。だが、その後の人はそこをまともに展開しようとしなかったのだ、といってよい。

(2) アリストテレスはヘーゲルを通して学ばなければならない

そういう現状であるから、せめてもの我々は、そういったヘーゲルの実態・中身というものを、まともに分かることを通して前へ進んでいくべきである。では、次に何を分からなければならないのかというと、人類最初の大学者であったアリストテレスの学問なるものである。

なぜなら、ヘーゲルの『エンチュクロペディー』の下敷きは、このアリストテレスだ、といってよいからである。すなわち『ヘーゲル全集』は『アリストテレス全集』が、その下敷きになっている、と思ってアリストテレスの学の実態を知るべきなのである。では、ヘーゲルはそのアリストテレスについていかなることを説いているかというと、簡単には「まだアリストテレスには論理ということが分かっていない」という意味のことを説いている。以下、何回かの引用は、長文にわたるが、これは『全集』第三巻を諸氏が学ぶ場合の、諸氏の頭脳の働きの準備体操ととってほしい。

アリストテレスは実在する宇宙の全領域と全側面に深く突きすすみ、そしてそれらの豊かさと多様さとを概念的に把捉した。だからこそ哲学的諸学の大部分は、それらの区分と端緒とを彼に負うのである。学問はこのように特定の概念の一連の知性規定となってばらばらに分散するのであるが、それでもアリストテレス哲学は同時にもっとも深い思弁的諸概念を含んでいる。彼ほど包括的で思弁的な人はいない。

だが、彼の哲学の概括的な姿は、体系化されてゆく全体、それの秩序も連関も等しく概念に属しているような全体としては見えず、むしろ諸部分は経験的にとり上げられ、同列に置き並べているように見える。だからこそおのおのの部分はそれぞれ別にそれぞれだけで一定の概念として認識されていて、統一的なつながりをもった運動ではない。このようにアリストテレスの体系は〔根本概念が〕その諸部分にまで展開されたものとは見えず、かえって諸部分はばらばらに並列しているように見えるのであるが、それでもなおそれらの諸部分は本質的に思弁的な哲学の統一ある全体を成しているのである。

…………

例えばごく一般に普及している(俗)説によれば、アリストテレス哲学とプラトン哲学とは正反対であって、後者が観念論であるのに対し前者は実在論、しかもごく陳腐な意味での実在論だそうである。すなわちプラトンは理念、理想を原理にして内なる理念のそれ自身からの創造を考えたのに対し、アリストテレスによれば逆に魂はいわば白板(*tabula rasa*)であって、それの一切の規定を全く受動的に外界から受け取るのであり、したがってアリストテレスの哲学は経験論であり最悪のロック主義である、等々だそうである。だが私たちはこのような考え方がいかに当っていないかを見るであろう。

実際のところアリストテレスはもっとも徹底した思弁、観念論を知っていたという点で、思弁的な深さにおいてはプラトンに優り、しかもこの徹底した思弁にありながら極めて広汎な経験界をつねに問題にしているのである。ことにフランスにおいては、現にいまなおアリストテレスに関してはまったく誤った見解がいろいろ行われている。

(『哲学史』中巻の二)

つまり、ヘーゲルはアリストテレスの学的実態の足りていない中身はよく分かっていたといってもよいのではあるが、では、その分かったはずの不足分に関わることを彼自身しっかりと説いているのかというと、残念ながら説くことはなかった。すなわち、ヘーゲル自身も結局その不足分の論理構造が分からなかったのだ、といってよい。それが『大論理学』の実態、論理の学としての中身の不足なのである。だからこそ本当は、ヘーゲルは『エンチュクロペディー』をモノした後で、『論理学』なるものを論理の展開としてなすべく、努力すべきだったと説くのである。

これは、分かりやすく武道空手で説くなら、次のようになる。ヘーゲルはアリストテレスの「形而上学」のことを「武道空手の突き・蹴りを一生懸命練習して、その突き・蹴りを武技にしたかったのではあるが、残念ながらそれらは武技化に至らず、単なるケンカ拳法の技で闘っていたにすぎない」と評した、ということである。しかし、では、その肝心のヘーゲル自身の突き・蹴りは武技としてできあがったのかといえば、このヘーゲルも結局は武技化に至ることはなかった、ということである。こういうことが、『大論理学』を読むことが可能ならば、それがよく分かる（分かってよい）のである。だが、である。我々は現在その本物の『大論理学』なるものを、読むことは叶わないのである。理由は、第二版の「序文」にあるように、現在のものは、第一版の約二十年後に上梓されたものであり、これはヘーゲルの人生最後のものである。この第二版は、自分の不足分を『エンチュクロペディー』をモノすることによって補った（はずの）内容となっている、といってよいからである。ここは〔注〕（二八〇頁）参照。

さて、認識という実態は、単に薄っぺらな一片、一片の像では絶対にない。もし、諸氏の認識がそうであるとするならば、それは認識を書物やテレビドラマレベルのみから反映させた十分な過去があるからであろう。人間の認識は、苦悩することだけでも重層的に育っていくものである。まして、これを具体的対象たる外界から反映させた像である場合は、きちんとした深みを持って育っていくものである。

ここが分かる簡単な事実を教えておこう。諸氏が、木の葉を表だけしか見ていなければ、諸氏の頭の中の木の葉は、表しかないはずである。だが、もしその葉を裏返しにしてみれば、表とは違った葉が見てとれよう。そうした場合、頭の中の木の葉は必ず表を思ってみても、裏が必ず出てくるはずである。表のみでも裏が必ず見えていることになる。このように、対象をしっかり見てとっていくうちに対象は必ず表と裏の両面で見るようになっていくはずである。正直者でも、ウソをつくのでは……といった具合に、である。このように対象と関わる認識が重層性になる努力をしていく、このことを単に、考えるとか思うとかの文字ではなく、「思弁」という偉大な言葉で表現するのである。

諸氏が学問の分野で、たとえば、物理、政治、経済、歴史、生物等々の学で様々な論理的発展を成し遂げたいと思うならば、諸氏は、これからますます、認識そのものに実力を持たせるべく努力していかなければならない。すなわち認識力というものが重層的な大事性になっていくということである。これを哲学上の「思弁」というのである。つまり大ヘーゲルはそれを「思弁」と呼んだのであり、これが本来哲学上に成立した「思う」ことの重層性の意義であり、これが思弁という言葉の概念的意味なのである。

そしてその「思弁」なるものを見事にし、頭脳活動の体系性を創造していくことが、形而上学の形成過程なのである。ヘーゲルはこのことを、感覚的論理としては分かっていたのであるが、ここを論理的に説明することができないまま世を去るしかなかったのである。それがヘーゲルの『大論理学』の実態的中身である。諸氏がいくら修学レベルで努力してもその実力がつかないのは、認識に以上の内実がない、簡単にはその実力がないからである。すなわち書物に書いてある文字を思弁力で読みとることができず、単に意味として読めてしまうから、である。これまで何回も説いてきたように、幼稚園の子どもが恋愛という言葉を使ったら恋愛になるのかということとこれは全く同じである。幼稚園児は、大人になるまではけっして恋愛の実態には立ちいれることにはならないであろう。

それは子どもには恋愛というものをする人間としての実力がないからである。現代のネット文学は、そのような大人的実力のない文字を並べて文学だといっている。だからそのような人間力のない人間には、ベストセラーとして読まれるのである。これは、学問力、思弁力のない人にカント哲学がありがたがられるのと同じである。それだけにアリストテレスは、潰されていった。つまり誰もがアリストテレスの論理を読む力、思弁力がなかったから、アリストテレスの中身を理解できる人間がいなかったからでもある。ヘーゲルは、思弁力を養成することによって形而上学への実力が養われるのだということが分かってきたのであったが、それを文言で説くだけの思弁力がなかったのである。

以上をイントロダクションとして、今回のテーマである『大論理学』序文の講義に入っていきたい。

（3）ヘーゲルが哲学を学問化しなければならないと説く中身とは

さてそれでは、ヘーゲルの『大論理学』「第一版序文」（武市健人訳、岩波書店）を読んでいこう。

この凡そ二十五年このかたドイツの哲学的思考様式〔考え方〕が蒙った大変革も、この時期の間に精神の自覚が到達した立場の高揚も、これまでのところではまだ論理学の体裁の上にはほとんど影響を及ぼさなかった。

この冒頭の部分は、もっとも大事な文章であるというべきであるが、諸氏はヘーゲルが一体何を説こうとしているのか、理解できるであろうか。まずここで、「哲学的思考様式」と理論レベルの概念並に訳しているのはおかしいと思うべきである。その通りに訳者も〔考え方〕と本当の訳を入れている。というのは、まだこの時代の人類の認識は「思考様式」という法則レベルにまでは達していないからなのであり、原文（Denkweise）は単なる「考え方」が正解そのものなのである。なぜ〔考え方〕レベルのドイツ語をこのようにカッコよくレベルを上げて訳したのか分からないのであるが、ヘーゲルの時代はまだ思考様式といってよい頭脳（アタマ）まではいっていない、単なる考え方というレベルでしかないからである。

それはさておき、ヘーゲルが書いたこの冒頭の文章を分かるためには、つまり、誰のどういう中身を指してこういっているのかは、『精神現象学 序論』を読まなければどうにも分かることはないのである。その肝心の『精神現象学 序論』の中で、ヘーゲルは「哲学は『愛の哲学』を棄てて、体系化されなければならない」と説いている。これはどういうことかを説明しよう。

そもそもヘーゲル以前では、先輩格であるフィヒテやシェリングが、哲学を学問化しようとする運動を一生懸命やってきていたのであり、シェリング自身も『学問論』なる著作を著わして、いろいろな学問の体系性について説いてはいる。だが、である。しかし、である。シェリングは、あろうことか、哲学を学問化するにもってして、これらを「愛」という一文字で括ろうとしたのである。これには理由がある。古代ギリシャにおいて、学を「愛学」となした一派があり、その流れでソクラテス、プラトンが出てきているから、である。これに対して、ヘーゲルは『精神現象学 序論』で見事に反論しているのである。そして、そうやって何年間も頑張って、哲学を愛であるとなすことをやめて、学問化すなわち体系化しなければならないという運動を起こすのであるが、シェリング等の猛烈な反発にあい、まだそれは「論理学の体裁の上にはほとんど影響を及ぼさなかった」と慨いている言葉がこのことなのである。

これはどういうことかを説くべきであろう。そもそも「論理学とは何か」を説けば、端的には論理の体系かつ大系そのものである。論理そのものを直接性からその内実へ、すなわち〔具体・構造・本質〕、〔現象・実体・本質〕たる学問として体系化するものである。

しかし、悲しいことにシェリングは、論理とか思弁とか、形而上学とかを識ることがなかったがために、哲学とは「学問を愛することであり、愛していけばなんとかなる」としかいっていない。つまりフィロソフィーと古代ギリシャレベルでしかいっていないのである。そこでヘーゲルは、「これでは古代ギリシャ時代に『我々の学問はソフィアではない、すなわち、知を集大成するだけのものではない。フィロソフィアすなわち、知を愛好するものである』といったのと同じ内容以上のものではない。もういいかげん、哲学を愛するということはやめて、体系化した哲学にしなければならないだろう。

そういう運動がここ二十五年この方起きているのだけれども、フィヒテにしても、シェリングにしてもそれを分かろうとしていない、何もできていない。私（ヘーゲル）が書いた『精神現象学 序論』をまず読んでみろ。学はけっして愛ではない、論理として体系化するものなのだ、と説いている。

だがそうやって二十五年、皆が学問的な研鑽を積んだにもかかわらず、まだ論理構成ができるところまできていない。つまり論理学としてそれが形成されなければならないのに、そうなっていない。つまり学問を論理構造化しなければならない。愛するだけではダメなのだ。それをシステム化（体系化）しなければならない。システム化（体系化）するということは、それが論理学という名に値するものになるということだ。だけど二十五年間の哲学の大変革といわれるものも、いまだに論理学として構成されるものになっていない」という意味のことを、ここに厳しく記してシェリング等に反論したのである。

だからこれを分かるためには、『精神現象学 序論』をまじめに読み返していなければならないのである。そうしてみると、では、ということでヘーゲルが説いていることはたしかにその通りなのだけれども、では、ヘーゲル自身はどうなのだ、「どう体系化したのだ、という答がない」ということに諸氏はきちんと気づくことになるであろう。さて、では「序文」の次の文章にいこう。

(4) ヘーゲルは「思弁」や「形而上学」は滅び去ったと慨く

　この時期以前に形而上学と呼ばれていたものは、いわば根こそぎに抜き取られて、学問の列からその姿を消してしまった。すべての実体論、合理的心理学、宇宙論の声は、あるいは前代の自然神学の声さえも今はどこに聞くことができようか。またどこに聞こうとするものがあろうか。例えば、霊魂の非物質性についての研究、動力因や目的因についての研究は、まだどこかで関心をもたれているといえるだろうか。

ここで注意しておかなければならないことは、この文章の意味するところを、文字そのものの意味でとったら大きく間違ってしまうということである。ではこれは何を説いているのかは、『この時期以前に形而上学と呼ばれていたもの』が二十五年間ですべて滅び去った」という、いうなればヘーゲルの慨きの声なのである。しかし、なかなかそのように読みとれないとすれば、以前から説くように、訳があまりにもよくないからでもある。つまりヘーゲルは「これは悲しいことである」と慨いているのである。しかしながら、ここでヘーゲルが本当に説きたいことは、「実は本当の形而上学とはそんなものではない。本当の思弁とはそんなものではないのだ」ということなのである。

しかしこの文章から、なかなかそうは読めないであろう。では、次である。

また神の存在についての昔の証明も、ただ歴史的な意味で挙げられるにすぎず、そうでなければ教化とか精神の向上とかのために述べられるにすぎない。要するに、人々の関心が全ての形而上学に対して、あるいはその内容の点で、あるいはその形式の点で、あるいはまたその両面において共に失われてしまったことは事実である。だが、国民にとって例えばその国法に関する学問が無用となり、その心情、その人倫的慣習や徳行が要らないことになるとすれば大変であるが、同様に国民がその形而上学を失い、自分の真の本質を求める精神がもはや国民の中に本当に存在しないことになれば、それもまた一大事である。

このようにヘーゲルは慨いている。ここでヘーゲルが説きたかったことは、「先程説いたような形而上学をはじめとして、認識すなわち頭の中における諸々の活動が、あろうことか自然神学とか、霊魂とかいうくだらないものと一緒に、どこにも見あたらなくなってしまったということの持つ意味は、一体どういうことを意味するのか」ということである。

すなわちヘーゲルは「皆の思っている思弁とか形而上学というものは、そんな自然神学レベルのくだらないものかもしれない。しかし本当はそうではないのである。たとえばということで、国民にとって『国法に関する学問が無用』になり、『その心情、その人倫的慣習や徳行が要らないことになるとすれば大変』になることを考えてみれば分かるであろう。本当の思弁、本当の形而上学というものは、国法に匹敵するレベルでとても大事なのである」と説いているのである。

では、ということで「本当の思弁とは何」なのか、「本当の形而上学とは何」なのかを、ヘーゲルは説かなければならなかったのであるが、それは全く説いていない。それは、ヘーゲルが分かっていなかったから、説けなかったのだ、ともいえるものである。ヘーゲルは、「本当の形而上学というものは、そんな霊魂の研究などというものではないのに、思弁や形而上学はそういうものでしかないとして貶められて、ここ二十五年の間にほとんど潰されてしまったのだ。だが、それは違う。本当に大事なもの、つまり本当の形而上学、本当の思弁を潰してしまった結果になったのだ」と説くのである。それだけにここで、ヘーゲルのここに関わってのアリストテレスへの以下の評を、ぜひに思いおこす必要がある。

一体人々が今日アリストテレス哲学について持っている普通の観念といえば、この哲学は経験に基づいているという見方、そしてアリストテレスはいわゆる経験を知の、認識の原理としているという見方である。この見解は一面大変間違っているのであるが、それにしてもこのような見解を抱かせる機縁はアリストテレスの哲学的思索のやり方の中に求められる。この点で強調して取り出され、しかもほとんどただこれらの個所だけが人々によって理解されているにすぎない幾つかの特別な個所が、このアリストテレス観を証明するために用いられている。

アリストテレスの哲学的思索の一般的性格についてはすでに述べたところである。アリストテレスにおいて私たちは哲学の体系といったようなものを求めてはならない。むしろ人間的な観念の全領域についてアリストテレスは詳述し、それを彼は彼の思想に組み入れた。彼の哲学はそんなにも包括的である。アリストテレスは全体の特殊な部分部分において演繹的に推論的に進むのではない。そうではなくて、彼は経験から始めるように思われる。彼は知性的な推理もし、経験についても語る。だから彼のやり方はしばしば普通の帰納推理のそれと異ならない。しかし彼はこのやり方を用いながらもどこまでももっとも深く思弁的なのであって、これこそがアリストテレスの全く独特な点なのである。

(b)だからアリストテレスのやり方の特質についてまず第一に述べなければならないのは、このやり方の要点は、いたるところで特定の概念が問題となっており、精神と自然との個々の諸側面の本質が単純な仕方で、すなわち概念形式で捉えられている、という点である。したがって精神と自然の諸側面が豊かに全面的に示されていて、それの余すところのない姿が直観され、どんなにつまらなく見えるものでも無視されはしない、という風である。知のあらゆる面が彼の精神に入り込み、一切のものが彼の関心をひき、そしてすべてのものが彼によって徹底的に、詳細に取り扱われた。抽象的思惟というものは、ともすれば現象の経験的全領域に圧倒されて当惑し、それに向かって自己の能力をどう発揮してよいか分からなくなりがちで、対象から孤立してひとり歩きをし、現象の全範囲を汲み尽すことができない。しかしアリストテレスは現象をほとんどすべて摑み取り解釈する。

もちろん彼は自分を宇宙のすべての側面に注目する思惟する観察者として示そうとしているようである。しかし彼はむしろ思弁的な哲学者としてすべてのあの個々のものを捉え、そこから最も深遠な思弁的概念が生まれてくるようにそれを加工する。もとより私たちは思想というものが感性的なものからはじめて生まれるのを見てきたし、そしてソフィスト的詭弁においても思想が一般にまだ直接、現象に苦労しているのを見た。知覚のうちに、表象のうちに、範疇が現われるのであり、これらの契機を思弁的に捉えたものである絶対的本質は、知覚をいい表わすときにはいつもいい表わされている。知覚のこの純粋な本質をアリストテレスは取り上げるのである。

逆にアリストテレスが普遍的なもの、単純なものから始めて、それの規定へ移って行くときにもまた、同じく彼はこの普遍的なもの、単純なものが持っているたくさんの意義を枚挙するように見え、しかも彼はその沢山の意義の中でこれらの意義のあらゆる在り方を、きわめて卑俗で感性的な在り方までも、一つ一つを綿密に調べる。このようにしてアリストテレスは彼が扱う対象を取り上げ、それにどのような個々の規定が属しているかを考察する。彼はたとえば本質〔*οὐσία*〕、もとのもの〔*ἀρχή*〕、原因〔*αἰτία*〕、同時〔*ὁμοῦ*〕などを考察する。そして彼は、本質とはこうだともいわれ、ああだともいわれ、こういう意味でも、その他多くの意味でもあり、それにはこれこれの様々な規定がある、という。彼はそれぞれの表象を、すなわち思考を呼び出す。自然学でも同様で、運動、時間、場所、温かさ、冷たさを考察する。これらの対象は経験的に列挙される。彼はまたこれまでの哲学者たちの様々な思想を呼び出し、それらをしばしば経験的に論駁し、あれこれと論究を巡らせながらそれらを訂正し、このようにしてやがて本当の思弁的規定に到達する。このような単なる列挙はなんら必然性なしに行われ、意味の系列も一見共通と思われる本質に従うだけで、本来の諸規定に従うものではなく、ただ外的に捉えられるままに現われてくるので、この列挙について行くのはしばしば（部分的にではあるが）退屈である。

しかしこのようなやり方のおかげで、一面では様々な契機がもれなく挙げられているし、他面ではそれは、必然性を探究し発見したいという私たち自身の気持ちを刺激する。この列挙による系列から、それを思惟的に考察することに移って行く。それは様々な側面からする対象の規定であるが、その結果、この規定から概念が、すなわち単純な規定である思弁的概念が出てくる。――これこそまさにアリストテレスが真に哲学的となり、そこにおいて最高に思弁的となる場面である。

アリストテレスにとってすべてのものを統一に、あるいは様々な規定を対立の統一に還元することは重要なことではなかった。むしろ反対に、それぞれのものをそれの規定においてしっかりと捉え、それをどこまでも追跡して行くことが大事であった。（α）それぞれのものは一面では表面的であるかもしれない。たとえば、刺激性と感受性、強壮と衰弱は空虚な規定である。しかし（β）実在を単純な規定で捉えることも必要ではある——

……………

ところでアリストテレスは個々の対象を扱う仕方と同じ仕方で全体的な対象をも取り扱う。精神的世界ならびに感性的世界という宇宙の全体を、彼はそのように扱う。しかしこの大量なものは、諸対象の一つの系列として列挙されているにすぎない。これはまだ定義でも構成などでもない。必然性を示すことを当時の哲学の概念に期待することはできない。それは対象を次次に考察するという経験的な立場であるが、それはむしろ外的なやり方に属する。すなわちそのもっと先のものが、もっとも深い意味で思弁的なのである。

アリストテレスは概念そのものから展開するという風に、体系的に扱うのではない。そうではなくて彼の進行は上述の経験的な仕方に基づき、全く同じように外的に〔内的な必然性なしに〕始まる。したがって彼はしばしば次から次へと諸規定を論ずるのであるが、それらの関連を示すことがない。

………

アリストテレスの諸著作に叙述されているこれらの論理形式は、知性的な思考の形式にすぎない。普遍的な思考規定を、抽象的な知性がばらばらにしている。このような論理学は思弁的な思考の論理学ではなく、知性と区別された理性の論理学ではない。何物にも自己矛盾を許さない知性の同一性がその根底にある。

このような論理学はその本性からいって、思弁的ではない。この論理学は有限なものの論理学であるが、それでも私たちはそれに精通していなければならない。というのは、有限なもののうちにいたるところで理性的なものが働いているからである。

……………

アリストテレスは知性的な普通の論理学の創始者である。彼の諸形式は有限なものの相互の関係にかかわるのみで、真理はこのような形式では捉えることはできない。しかし、注目すべきは、彼の論理学は決してそのような論理形式に基づくものではないということ、つまりこの論理学は知性的関係に基づくものではないということ、アリストテレスが研究を進めるにさいして依拠したのは、このような知性的推論の諸形式ではない、ということである。

……………

それゆえアリストテレス哲学の欠点は、論理の諸形式によって多様な現象が概念にまで高められてはいるが、そのあと、一連の特定された概念はばらばらになっていて、統一つまりそれらを絶対的に合一する概念が表明されていない、という点にある。それはもはや後世の人々がしなければならない仕事である。なくてはならないのは、概念の統一であるように思われる。この統一は絶対的な本質である。それは何よりもまず自己意識と意識との統一として、純粋な思考として現れる。本質としての本質の統一は対象的な統一であり、思考された思想である。しかし、概念としての統一、それ自身において普遍的で否定的な統一、すなわち絶対的に充たされた時間としての時間、その充溢の中で、統一である時間は、純粋な自己意識である。

（『哲学史』中巻の二）

詳細なる展開は『全集』第三巻で行うことにしているので、ここでは簡単に説いておく。すなわちこれは、なぜアリストテレスの形而上学が、ここまで貶められてしまったのか、という問題なのである。アリストテレス以後の思弁及び形而上学は、ニセモノの思弁、ニセモノの形而上学として千年以上続いてきたのである。その後トマス・アクィナスが僅かに思弁と形而上学の研究を進めようとしたけれども、それは宗教とか神学の方向に大きく振れてしまったことは常識となっている。

（5）カントはベーコンの流れを汲む経験論にショックを受けた

ではなぜそうなったのか、アリストテレスの形而上学がなぜそこまで貶められたのか、というのがここでの問題なのである。したがってヘーゲルは、「本当の思弁とは「何」なのか、本当の形而上学とは「何」なのか、そこを分かって頑張らなければならないのだ」と説きたかったのではあるが……。残念ながら彼は、概念の論理の段階に気づくことができなくて「概念の統一」というなんとも幼いレベルで終わっているのである。それゆえ、この概念の論理に関しては、我々が果たすことになろう。次に移る。

> カント哲学の公教的教説《エソテーリッシュ》——即ち悟性は経験を踏み越えてはならない、そうでなければ認識能力は妄想の外に何ものをも産まない理論理性となり終わるという教説は、学問的な面から思弁的思惟の断念を正当づけたものであった。
>
> （『大論理学』）

さて、この「カントの文言なるものは、恐ろしいほどに馬鹿げたことを説いている」とヘーゲルは説くのであるが、ヘーゲルの怒り（?!）が諸氏には理解できたであろうか、と私はまず問いたいのである。それはそれとして、ではなぜカントはこんな恐ろしいほどに馬鹿げたことを説くようになっていったのであろうか、である。いわゆる大陸合理論の流れを少しだけ汲みとれるようになったカントがそこまで説かざるをえなくなったのは、ベーコンの流れを汲む経験論を少しだけ学んだばかりに、大きくショックを受けてしまったからである。そして悪いことにカントはその経験論に文句がいえる実力を養成していなかったから、なのである。では、なぜカントはイギリス経験論のあのような低いレベルの哲学に文句の一つもいえなかったのかの理由は大きくは二つ、挙げられよう。

一つは、カントはいわば独学者まがいの人生を過ごしていたからである。この事実は、簡単なカントの伝記、たとえば『人と思想15 カント』（小牧 治、清水書院）などを読めばすぐに納得がいくことである。彼は自分の育った地域から出るなどの遊学をすることはほとんどなかったはずだから、である。カント時代においてはまともに自らの学問力を磨くには、それこそ、自分と同等以上の人物と、人生を賭けての論争に継ぐ論争が青年期から壮年期にかけては必要不可欠なのはあたりまえのことだからである。しかるにカントには大学教授になってからすらも、それらしき闘論相手はいた跡がないといってよい。それでは、いくら大学で必死になって学習しても、どうにも頭脳活動の社会性を養成することなどありえなかったと断じてよい。それだけに、簡単には、彼にはプラトンの説く「学問の冠石は弁証法である」との金言の意味を実際的・現実的に自らの人生として味わうこと（経験すること）がなかったからである。それだけに、他学説からの批判に耐えきれる精神力を把持することが不可能だったのであり、ベーコンごときレベルに簡単に打ちのめされる結果となるしかなかったのである。

二つは、おそらくカントは、ベーコンの経験論なる書物を読み始めたごく当初に精神的に打ちのめされてしまっただけに、イギリス経験論の内実、実態の長所・短所を視てとる心のゆとりが生じることがなかった。すなわちベーコン哲学の論理の怖いまでの大欠陥を見ることなく、それに簡単、単純に屈服してしまっただけに、まともな反論を思いつくこともしないままに右記のカントの言説となったのである。再度説くが、イギリスの経験論哲学が、それまでの形而上学や思弁を重んじてきた大陸の哲学を叩き潰したのであるが、その叩き潰された最初の哲学者が、なんとカントなのであった。だからカントは「悟性は経験を踏み越えてはならない」と説くのである。あえて説くが、この「悟性は」なる文言は、ベーコンの哲学そのものの骨子なのであり、いうなればベーコンの言葉なのである。

ベーコンは科学の新しい認識方法について次のようにいう、――認識の対象は自然であり、認識の任務は自然の研究であり、認識の目的は人間が自然力を支配することである。そして実在するのは、ただ個々の感性的な対象とその関係だけである。科学的な認識の基礎には、我々の外に我々から独立して存在する個々の事物がなければならない。

一般概念は正しい方法によってこのような個々の事物についての経験から引きだされねばならない。だから、科学の任務は一般的な科学的な概念を正しく形成する方法を見つりだすにある。それは、経験を認識の端緒とし、経験にもとづき、それとの連関を失わず、経験に与えられたものを一般化し、それを合理的に仕上げてゆくようにすることである。ベーコンは自然の「分解」にもとづいた唯物論的な帰納的認識方法を、自然についての観念的な抽象的方法に対置している。

（『哲学史』古在由重編、青木文庫）

それまでの形而上学というのは、心霊論や心理学ばかりであったから、経験論はそれらを直撃したのである。しかし、アリストテレスの哲学は、思弁哲学であり、形而上（哲）学であった。ところがアリストテレスに学んだ人間が、皆そこから何に走ったかというと、神学や心霊論などといった、アタマの中の妄想を膨らませて学問化することに一生懸命になっていったのである。それを批判し、否定するようになったのが、ベーコン、ヒュームの経験論であり、ロックの教育論であったのである。

それがドイツの哲学者に「お前たちは現実・実際という存在をなんだと思っているのか。現実の存在以外に一体何を考えることができるというのだ。目の前の事実を抜きにして何を馬鹿げたことをやっているのだ」とばかりに実際の事物・事象なるものを突きつけられたと、カント自身はとったのである。

主観的観念論者であったカントはこの経験論に大きくショックを受けてしまった。少なくとも観念論者からの批判であればほとんど何もショックを受けることはなかったのに……である。事実を突きつけられてカントは何も答えられず、そこから仕方なく新しい合理論を創出していくことになったのであり、それだからこそ『純粋理性批判』『実践理性批判』へとなっていったのである。

だがここで注意しなければならないのは、この「批判」(Kritik)というのは、日本語で考える常識用語としての批判では絶対にないということである。ここでの批判とは、簡単には「歴史的な観点から検証していく」という意味合いなのである。このように当時のドイツ語を日本の現代語で訳してしまうとウソになってしまうことにもなるのである。

以上のような流れで、ドイツの哲学の大半は、ほとんどが大ショックを受けて、新しい合理論すなわち、観念的だけではなく、現実の経験をも重んじなければならないとなったまでは、ほとんど問題はなかったのである。だが、である。ここでカントは大きく学問としての道をふみはずすことになってしまったのである。それは一体なんなのであろうか、と問いたいであろう。カントは経験論のショックをふまえて、では……ということで事実レベルの外界を眺めた場合、それまでに自身がなしていたはずのいわゆる思弁的能力に自信がなくなってきた、ということである。それゆえに経験から得た知見以上のことを信じる（思う）ことに大きく危惧を抱くようになったのである。ここで、そのような危険は冒すべきではないとの怖い信念を抱き始め、遂にはそれを自身の金言とまでなしていくのである。

これが、「悟性は経験を踏み越えてはならない」という経験論を取りいれた合理論になっていったのである。すなわち、ドイツ哲学の大御所は経験論のベーコン、ヒュームに反論できなかったばかりか、大きく屈服・妥協してしまうことになったのである。ではこの「悟性は経験を踏み越えてはならない」との文言がいかなる内容を把持しているかを簡単に説明していきたい。

「悟性」については、通常「人間の認識能力の一つ。論理的な思考力。特に理性と区別して、経験界に関する知性」（『岩波国語辞典 第二版』）とされている。

だが、ここは少しまともな、いわゆる通訳なる言葉が必要であろう。たしかにこの「悟性」なるものは「人間の認識能力の一つ。論理的な思考力」と説いてはある。だが、である。人間の認識能力の一つ、云々というものは学習・学修によって生成発展してくるし、きたものであるだけに、当人の学習の努力によって「悟性」が育つ人と育たない人とに分かれることになる。加えて、育ってきている「悟性」をその人の学修によって本物として磨く努力が学習後のその上になされなければならないのである。

しかも、である。ここに、特に「理性と区別して」とあるが、この解説は、カントに関わっての解説であり、非常に歪んだ解説といってよいものだからである。カントは、イギリス経験論に恐れをなして、自らの学問としての能力を他人から批判されないレベルに設定し、そこへ安堵《アンド》してしまったのである。

それだけに、カントは悟性は経験から学んでくることが可能な論理能力の最上限としてしまうことによって自らの欠陥を隠してしまったのである。またそれだけに、本物の論理能力である理性に関わっては、先験的な存在として棚上げすることにして、自らの無能力を隠すことにも成功したことである。

ということを前置きにして、本物の悟性に加えて「理性」なるものの実態について少し説いていきたい。人間の認識能力というものは、学的歴史性としては、古代ギリシャにおいて集大成化される基本（土台）が可能となったといってよい。

端的には、パルメニデス、ゼノンの時代を経て、ソクラテスに至った時に、他と自己の認識の区別・批判が可能となっていったが、そこの区別・批判の「滅ぼし合う」対立を、弁証的方法（弁証法）として捉え返すことを可能としたのが、かのプラトンである。よってプラトンはこの過程性を統一に持っていくことをもってして「弁証法」と名づけ、これをもって学問形成の土台として自らの学園でそれを実践していったのである。ここをふまえて、アリストテレスが人類最初の学問を形成していくことができたのである。これが現代に伝わっているアリストテレスの『全集』の内容的基礎となる。

ここの一連の過程を通して（当然ながらトマス・アクィナスの偉大な業績をもふまえて、であるが）カントに至って悟性なる言葉が次第にその内容・内実を帯びてくることになるのである。だが、である。ここでカントは二つの壁にぶつかることになったのである。一つは、悟性なる認識をいかに確定（概念化）するか、で迷いを生じたために少し立ちどまることになったということであり、二つ目は、その状態のところに経験論の猛襲となったことである。

ところが、運というものは分からぬものである。このイギリス経験論はカントにとっては、偉大な援軍となったのであり、かつ、大きな不運ともなっていくのである。ここでカントは悟性なる認識の上限をしっかりと定める決心が可能となったのであり、理性という悟性から高く昇っていくべき論理能力を、学的修行の世界から、さっと追いだすことに成功（？）することになったからである。

すなわち、学問形成とは、文化遺産として存在するものに学び、それを深く深く愛情を持って自己化することという、古代ギリシャの精神そのままの学者魂を成立させてしまったことである。

このカントは、当然ながらそれ以前の哲学者とされているデカルトもそうであるが、ほとんどが自然科学系からの出立者である。彼らは、ベーコンと異なって、あまりにも社会一般を知らなさすぎたといってよい。そしてこのようなカントに学んでいったのが、フィヒテであり、シェリングであった。そして当初はヘーゲルもまずはその仲間であった。だからヘーゲルも自然科学を懸命に勉強したのである。しかしながらヘーゲルはその後、もう一度アリストテレスと同じことをやらなければ、学問化はできないということを悟ったのである。だが、そこを気づく前にヘーゲルは、『大論理学』をモノしたことである。本来ならこれを書く前に、このことに気づくべきであったのであるが……。次へ移る。

(6) 教育界はカントの平易な教説を歓迎したとは

近世教育学は喚声を挙げてこのカントの平易な教説を歓迎し、直接的必要ということだけを眼中におく時代の要求も、これを歓び迎えた。

(『大論理学』)

少し、勘違いしないでほしいが、この頃の教育者を現代の教育者で考えてしまっては、ウソになる。ヘーゲル時代の教育者とは、現代の東京大学教授レベル以上の存在であったのだから。そのような学者レベルの人がカントを歓迎したということなのである。

教育者がこのように「歓び迎えた」のはあたりまえであった。なぜならば、教育において教師は形而上学や思弁なるものを教えなければならなかったが、そういうものは実は誰しもが理解できなくなっており、多分に心霊論のようなものばかりに思われるレベルであっただけに、教師はこんなことが教育になるのかと思い悩んでいたところに、いわゆるカント流の「経験論」が出てきたのである。

そこで端的に経験こそが大事なのだ、大学でもいろいろ経験をさせることだけが大事であるという思いになって、教師は皆喝采を叫ぶことになる。訳の分からない形而上学なるものを教える労苦よりも、遥かに楽だったからである。これはたとえば、今の医学部を考えてみれば分かるであろう。今の医学部では医学とは何かの一般論をふまえるべき「医学概論」なるものはない。当然にこれを教える先生はいない。それだけに、この授業の中身は医学史とか、倫理とかに代替されている。それゆえそんなことより、病気の治療法や、手術の仕方を教える方が遥かによいと、みんな思っているのである。

カントが「悟性は経験を踏み越えてはならない」と説いたことは、「経験に基づかない授業教育はするべきではない」ということになっていったのであり、こうして経験論がなんともありがたい教育論となってしまったのである。つまり、経験に基づくもののみ教えなければならないとなっていき、経験を積み重ねればよいということにのみ、なっていくからである。ここで経験というのは、単なる経験ではなく、実験ということである。これは訳者が悪いのであって、本来は経験論ではなく、実験論あるいは実践論としなければならない。

そもそもの「アリストテレス形而上学」という学問を、カント以下のほとんどの学者が皆で世俗的に分かるレベルに貶めてしまったということなのである。形而上学なるものは、教える人も学ぶ人も「何もの」か分からないから、結局心霊論、心理学だなどということになってしまったことである。つまり、分からないから何を考えるかというと、そういえばアリストテレスは何か倫理について話していたから倫理について考えて教えよう、霊魂らしきものについて説いてあるようだから、それら霊魂について考えながら教育していこうということにもなっていったのである。すなわち、この頃の誰もが、アリストテレスの説く形而上学とはどういうものかを、分かろうともしなかった。分かろうと努力をせず、結局分からなかったから、分かるレベルに貶めてしまったとのヘーゲルの慨きなのである。

これは現代の哲学者を名乗る人も全く同じであるというべきであろう。哲学とは何かを歴史性でもって考えようともせず、単純に思う（思索する）ことが哲学の内実であり、思考することが哲学であると信じて、恬《テン》として恥じるところがないのである。

たしかに、これは元々の文字である形而上学という言葉が意味不明なのが悪いのは確かであるが、当時はそのような言葉でしか説けなかったのだから、これはやむをえないことなのである。つまり、モノではない、事実ではない、そんなものではない大事なものが学問すなわち哲学には存在するのであり、それは思弁できることによってようやく分かることになるのである、と説くしかなかったからなのである。

（7）ヘーゲルによる、研究者ニュートンへの批判を見る

さてここで、「ヘーゲルは若い頃にニュートンを批判しているが、それはなにゆえだったのか」との疑問があろう。これは簡単である。ヘーゲルはニュートンに対する反論などというレベルの文言ではなく、ニュートンは学者としてはとんでもないレベルだ、と説いているのである。それはまさしくその通りである。ニュートンが実験してやったことは、惑星の運動をただ数式レベルで表わしただけのことで

あり、中身が何もない。本来、宇宙を知るのに、数なるものはなんの役にも立つことはないからである。すなわち自然科学を知るのに、数はなんの役にも立つことはない。これは喩えて説けば、ここに犬が五匹いるということと、犬の実体的構造とは何かを知ることとは、どちらが大事なのかというのと同じ問題を提起したのである。ニュートンがやったこととは、喩えれば五匹の犬がいて、一匹目は三ヵ月で死んだ、二匹目の犬は三年で死んだ……などと数字で表わしただけにすぎないものである。

それだけにこのようなことを数字で表わしてみても、これは宇宙とは何か、森羅万象とは何か、太陽系とはいかなる存在かを知るべきなのに、その代わりにモノの本質でも、性質でもない、数字であっては中身は何もないということなのである。宇宙＝万物を知るということは、数式を分かることではなく、その実体を知るということ、その本質を知るということ、その構造を知るということである。これこそが学問、学の体系性への目的なのである。それがヘーゲルのニュートンに対する学的批判なのである。

これについては、ヘーゲルが若き時代に、大学で講義をするための資格を獲得するために書いた論文「惑星の軌道に関する哲学的論考」（『惑星軌道論』村上恭一訳、法政大学出版局）に詳しく記されているから読んでみることである。そもそも数字とか数式などというものは、技術の発展とか、新しいモノを創ることには役に立つが、でもこれは学問などではない。学問とは対象とする全体、かつ部分を体系性として論理化することである。

だが数はそのためには、なんの役にも立たないからである。たとえば「人間とは何」なのかとか、戦争はなぜ起きるのかなどを明らかにするためには、数字・数式はなんの役にも立たないからである。数字・数式で表わすなどというのは、誰しもが可能な単なる研究のレベルのことでしかない。それなのに、ただそれだけなのに、すなわち学者ではなく、単なる研究者でしかないニュートンが、あたかも学的レベルでの物理学者のように錯覚されているからこそ、大学者たるヘーゲルはそこを厳しく批判し、あたかも敵対者のごとくにふるまっているのである。

当時のヘーゲルは、次のようにもいっている。「今の大学は博士論文ばかり書かせているが、あんなものはなんの意味もない。そんなものを書かせないで、なぜ学問をやらせないのか……」と。まさに当時も、学問に無関係な現代の大学と同じ状況であったわけである。

しかし、この大学者ヘーゲルの説くことは、誰も理解することができなかった。その理由はただ一つである。それはヘーゲルが、論理とは何か、形而上学とは何か、思弁とは何か、弁証法とは何かが文章できちんと書けなかったからである。だから誰にも理解させることができなかったのである。ヘーゲルはそれを論理体系として明らかにすべきであったにもかかわらず、残念ながら、それだけの実力がなかったのである。ヘーゲル自身もいっているように、ここにこそ「概念の労苦」を味わわなければならない、それをしなければ意味がないと。

数字などは、概念にはなんらの関係もない。これは単なる研究のレベル、つまりベーコンの経験の実践論で使うだけのものでしかない。たとえば現代の心理学が、「別れた後、振り返った数で恋愛度を計る」などという研究をしているが、そこから出てくる実践論といえば、「別れた後、必ずメールを三日送れ」などという、くだらないものである。もちろんニュートンが単なる研究者として評価されていたのであったなら、ヘーゲルは何も批判はしなかったであろうが、偉大な物理学者として評価されていたからこそ、それは学的レベルではないのだ、と厳しく批判する必要があったのである。

ヘーゲルは『惑星軌道論』の中で、「ニュートンの誤謬」として次のように説いている。

（1）ニュートンの誤謬

目下我々の関心の対象である物理学のこの部門の研究にたずさわってみて、容易に分かることはといえば、物理学よりはむしろ天体力学の方がここでは問題だということである。しかもこの天文学の中に示されている諸法則が、実を言えば、自然そのものから取り出されるとか、あるいは理性から推挙されるというよりはむしろ、どちらかというとそれらの根源を他の学問、すなわち数学から演繹しているという点も、容易に分かるであろう。立ち入っていえば、我々の偉大な同郷人で天分に恵まれた才人ケプラーが、ちょうど惑星がその軌道上を周行するさいに依拠するところの法則［惑星の軌道運動の法則］を発見した後で、例のニュートンが登場してきて、まさにこれらの法則を物理学上の根拠からではなくて、幾何学的なやり方で証明したにもかかわらず彼は、天文学を物理学に併合した、と一般には噂されている。

この場合、ニュートンは、求心力ないしは引力と同一視しようとする重力を、この物理学の部門に導き入れたのでは決してなかった（というのも、ニュートン以前のどの物理学者［自然哲学者］も、惑星と太陽との関係が真の関係であり、すなわち実在的・物理的［自然法則的］

力であると考えていたからである）。むしろニュートンは、重力の一定の大きさ——それは地上に存在している諸物体については実験によって証明される通りであるが——を、天体運動の一定の大きさと同等に取り扱ったことの他に、その他の点では幾何学および微分学といった数学的根拠に従って万象を論証したのである。

（8）ヘーゲルが本当の「思弁」や「形而上学」の端緒につけたのはなぜか

さてこの後、「思弁とは何か」、「形而上学とは何か」に入っていくことになる。先程も説いたように、ヘーゲルはこれについてはほとんど説くことがなかった。なぜ説けなかったのかといえば、この頃のヘーゲルは弟子をとらず、誰とも（かつてのシェリングとなしてきたような）討論をなしえなかったからである。単に学生に教え質問し答えただけだったからである。本当はシェリング時代にあったような学生と激しく討論し、若い学生に訳も分からないままにやりこめられ傷つけられればよかったのであるが……。

それはともかく『大論理学』や『精神現象学 序論』を読んでみると、大哲学者ヘーゲルの学問的歴史性すなわち学的論理能力の発展性というものが、よく視えてくるのである。諸々の解説書に書いてあるようなこと、たとえば、なぜシェリングと別れることになったのか、あるいは『精神現象学』が先に書かれていたのに、なぜ後々に『序論』をつけることになったのか……等々についてである。

実はこれが「思弁」という言葉の中身の実態なのである。すなわち、このようなことが分かるような実力を養成していくということが、思弁力の養成なのである。つまり「思弁」とは論理能力を培っていく基盤となるものであり、培った結果の実力を問うことであって、端的には対象を事実的に見てとるだけでなく、そこから対象の構造に分けいっていける「頭脳の能力」のことなのである。

しかしアリストテレスは当然のこと、ヘーゲルの時代に至っても人類の学的能力は、「思弁とは単なる論理のレベルであるととってしまっている能力」が最上だから、ヘーゲルとてもまだダメなのである。つまり、ヘーゲルの説こうとしている思弁とは、いまだに現象論の水準でしかないのである。本当は構造論のない思弁はまだ論理能力の初期であるだけに、学的にはあまり意味がない、ととられてしまうのである。しかしながらヘーゲルには、まだ構造ということが分かっていなかった。だからヘーゲルの説く形而上学は、みな形式レベルの学だったのである。だから、若い時代にヘーゲルに学んだエンゲルスは、思弁を根拠のない（事実に基づかない）頭の中で適当に考える空想まがいのものレベルでバカにしたのであり、形而上学についても弁証法のない、つまり発展のない固定した考えと断定してしまったのである。

それだけに古代のアリストテレスのモノしたとされる形而上学も現象論でしかなく、構造論はなかったのは当然である。つまり形式だけで、中身は何もない。たとえば武道空手で説けば、闘う形式たる型の順番だけが書いてあって、その具体的内容はないようなものである。すなわち構造論レベルである突きと蹴りの区別とか、攻撃技と防禦技の区別とかの実態については、何も説かれていないといった初歩レベルの説き方なのである。アリストテレスは、当然ながらそのレベルであったのであり、それだけにヘーゲルは、アリストテレスでは「まだまだダメだ」と説くのであるが、ではどうしたらよかったのか、どういうように形而上学なるものを学問化すべきだったのかは、当のヘーゲル自身も急死しただけに、結局説くことはなかったのである。それはまさに残念なことに、ヘーゲルには本当に学的レベルに到達すべき「思弁力」養成の時間を持てなかったからなのである。

（II）「思弁とは何か」「形而上学とは何か」を説く

（1）ヘーゲルは経験論を取りいれたカントを批判する

さて先程の講義で、いわゆる当時の大陸合理論を学んでいたカントは、ベーコンに始まるイギリス経験論の流れを受け継いだヒュームなどによって触発され、新しい合理論を創出していくことになったと説いたが、そこのところがよく分からないとの声があったので、あえて、繰り返しの講義となる。

要するに、カントはイギリス経験論に心底参ってしまったのである。カントは、認識の起源はすべて感覚だけであるとする経験論に大きなショックを受けてしまったことである。

経験論なるものを徹底的に推し進めていった、かのヒュームは「我々に確かな存在は知覚だけである。……したがって、知覚の存在、あるいは知覚の諸性質の内の何かから対象の存在についてなんらかの結論を下すのは不可能である。つまり、この点について理性を納得させるのは不可能である。」（ヒューム「人性論」土岐邦夫訳、世界の名著32『ロック　ヒューム』所収、中央公論社）と述べている。そしてカント自ら「私は正直に認めるが、デイヴィド・ヒュームの警告がまさしく、数年前に初めて私の独断的まどろみを破り、思弁的哲学の分野における私の探求に全く別の方向を与えたものであった」（カント「プロレゴメーナ」土岐邦夫、観山雪陽訳、世界の名著39『カント』所収、中央公論社）とさえ記している。そのショックからカントは、それまでの合理論を反省し、批判、検討していくことになったのであり、そうして書かれたのが『純粋理性批判』であり、『実践理性批判』であった。

そしてカントは経験論に参ってしまったからこそ、先程紹介した『大論理学』でヘーゲルが「カント哲学の公教的教説――即ち悟性は経験を踏み越えてはならない。そうでなければ認識能力は妄想の外に何ものをも産まない理論理性となり終わるという教説」と記したようないわゆる定義なるものを創ったのである。つまりカントは、イギリス経験論を取りいれて、理屈を合わせるようにしたのである。

しかしながらヘーゲルは、カントのそれを厳しく批判したのである。経験論だけで一体何ができるというのだ……と。すなわち学問にもっとも重要な思弁はどうした、学問の体系性へ必須の形而上学はどうした！ とヘーゲルは厳しく批判しているのであり、カントからシェリングに至る一連の流れをヘーゲルは「ふざけるな！」とばかりに説いたのである。すなわちヘーゲルは「ふざけるな。アリストテレスの形而上学や思弁を一体なんだと思っているのか」と説いているのであり、これが先程紹介した『大論理学』の序文の一般的な筋なのである。

このように説いているのに、それが理解できない諸氏の欠点は、いまだに思弁というものの実態・実力を知らないことである。だから当然に、アリストテレスのものとされている、いわゆる『形而上学』

の中身が学問レベルでいかなる地位を占めているのかが分からないのである。

だがそれを分かるためには、まずは人類の歴史を観ていくところから始めなければならない。

(2)「思弁」「形而上学」の理解には認識発展の歴史が必須である

そもそも人類の歴史とは、いうなれば人類一般としての経験したことの歴史である。ではその経験とは一体何かと説けば、まずは一つには他国との戦争であり、もう一つは自国の統治である。

もう少し分かりやすく説けば、人類において国家というものがなんのために誕生したのかを考えなければならないということなのであるが、諸氏は国家の誕生というものを、ただ文字のみで、つまり文献のみで学んでそれを読んで分かったつもりになっているのではないのか。たとえば、人類の歴史において武道空手が誕生してきたと説けば、ただ「ああそうか、武道空手が誕生したのか」と、なんら思弁することなくただ思うだけであり、武道空手とはなんぞや、なにゆえにそれが誕生したのかの理由を考えようともしないのと、同様である。

これでは、全く意味がないというべきであろう。なぜなら人類には、目的性が、つまり目的意識性があるからである。だから、猿類ではない人類なのである。それだから必ず、国家の誕生というからには、国家が誕生しなければならない目的性というか、それなりの歴史的事実、理由があるわけである。武道空手が誕生するには、武道空手が誕生しなければならない歴史的現実があるのである。合気道が誕生するには、合気道が誕生しなければならない現実、つまり歴史性が存在しているのである。

そしてこれはわが師滝村隆一も、大哲学者たるヘーゲルも分かることのなかったことであるが、人類の国家の誕生を考えるには、歴史を遡ってまずはサルの時代から考えなければならない。なぜならば、人類はサルから誕生したのであるから。元々地球上にサルの群れというのは、ゴマンといたことである。分かりやすく喩えレベルで説けば、日本にも北海道のサル、青森のサル、福島のサル、神戸のサル、京都のサル、岡山のサル……がいたということである。もちろんこれは喩えれば、の話である。

そしてそれらのサルは自分たちがなぜ誕生したのか、など分かるはずもない。なぜなら自らが気がついてみたらサルなのであるから。もちろんサルは気がつくということもないのだが……。

いずれにしても、サルはモロモロの場所で誕生したものである。そしてそこから一歩も出ることはない。なぜならそこで十分に生活して（食べて）いけるからである。動物というものは生活できてさえいれば他の場所へ行くことはまずない。だから、たとえば四国の徳島のある場所で生きているサルは、北陸の金沢といった他の場所に行くことはない。なぜならサルは本能で生きてきているのだから。

国家論や経済学を専門とする諸氏は、こういう原点のところから論理的にまじめに考えなければならないのである。そうでないと、単なる国家の成立ということすらが分からないのである、理論的には。

とにかく、四国のある場所で生きているサルは、その場所しか知らないし、知ることもない。その森林の中でのみ生きていけるし、生きているのである。なぜならその森の中で、食べて生きていけるから、それで十分であり、逆にそこから出れば、他の動物に殺されるからでもある。これが百万年前のサルの現状であった。

そういう中で、サルがなぜ認識への芽生えを育てることが可能となっていったのか、そしてそれがヒトへの道を歩くことにつながっていったのかの謎解きの示唆、及び考え方については、『なんごうつぐまさが説く看護学科・心理学科学生への〝夢〟講義（第一巻〜第五巻）』にまともに説いておいたので、そこを読みながら「思い、かつ考えそして思慮（思弁）」していける努力をしてほしいものである。

その示唆なるものをここで少し説いておくならば、サルからヒトへの進化過程で認識論レベルでもっとも大事なことは、サルが木に登り降りする過程の中で、つまり、樹上状態たる空中から地上へ、地上から空中へ、としてその結果の、地上を眺めることが続いていく中で、木の上から見てサルに反映した像と、地上でサルに反映した像との大きなギャップに、少しずつ少しずつ気づいたことを、思っていくようになっていき、次には、そこを考えていくようになっていったことである。

つまり簡単には、木の上で反映した像と、地上で反映した像とは違うということに気がつくようになっていったのであり、そういうことの繰り返しの過程が積み重なっていく中で、サルは次第次第に「オヤッ？」という思いが誕生し、やがてその「オヤッ？」との思いそのものを考えられる（考えていく）ように進化する過程が出てくるようになっていったのだ、ということなのである。

そしてそこから、その思いや考えが、ではどうなっていくのかを説けば、そこから、思いよりも考えの方が次第にアタマの中で重くなってきて、次第次第に「あれはなんだ」というその「思いと考え」が一体となってきている疑問を解消しなければならない脳(細胞)というより脳が頭脳化する脳へと次第に育っていくことになる。すなわち、そうしなければ、解決しなければ落ちつかないという脳以上の働きを持った頭脳へと進化したアタマになっていくのである。これがサルからヒトへの過程である。

諸氏には以上の講義の内容は、実際的には、つまり諸氏の頭の中にある知識としては常識のはずである。それも何十年もの以前からである。だが、どうして諸氏の多く（読者の大多数）にとって常識のこの知識が少しも知識のままで残存しているだけで、その知識が思いへと進化していくことがない！　のであろうか、との思いを持った人はいるのか、である。知識は思うことがなければ（ヘーゲル流に説くならば、知識を反省しなければ）これはどうにも役立つことはない。知識は思うことによって、思うという働きを深く深く（深化）させることによって、現象形態から表象形態へとその像が蠢くようになり始めるのである。思い続けていくということは、ここから考えの始まりが始まっていくことになる。

さて、ここで一つだけ説いていないことがあるのに気がついた諸氏がいるとすれば、これは凄いことである。ここまでで説いていないのは、「サルの食べ物は何か」である。諸氏はサルの食べ物はなんであったかくらいは分かっているだろう。だが、その食べ物の実体かつ実態は知っているのか、そして分かっているのか、となるのであるが。

サルの木登りに食べ物がなんの関係があるのか、と不思議に思う諸氏は、『看護のための「いのちの歴史」の物語』をまじめに読んでいない、ととってよい。生命体と食べ物は直接的同一性のものであり、同一のことなのは常識といってよい。それだけに、生命体の脳に関わることに、食べ物は大きく寄与しているものである。ここで、それまでの四ツ足動物だった哺乳類と、二ツ手、二ツ足ともいってよいサルの脳の実体の違いを、木登りのみで考えたのでは、正しい解答は当然ながら出なくなるのである。

端的には、サルの食べ物は木の実主体といってもよいほどである。木の実というものは、いわば「卵」に相当する発展性を把持できているものであり、しかもそれは大地によって育まれた「卵」に相当する「種」レベルのものである。何か視えてきたであろうか。サルは樹上生活によって、大地から少し浮遊しながら、大地の卵にも相当する種子を食べ物にしていたということの内実を（その構造性を）思いかつ考え（思弁する）てほしいのである。何かが新たに視え始めたはずである。すなわち、脳の頭脳への芽生えは、この種子を食べ物にすることにすらあったのだ、ということである。

さて、思弁の問題へと戻ることにしたい。知っているとは先程説いたように、これは単なる知識である。知識はそのままではほとんど意味はない（もっとも、受験用としては大いに役立つものではある……）から、我々としては、その知識つまり知っている事実ないし対象について、次は思うことを始めるべきである。だが、思い始めてみても、どうにもならないだけに、次は考えてみなければならない。でも考えてみても、これまたどうにもならないことが分かってくる。

問題はここからである。思弁→考える、でもどうにもならない。また、考える→思弁でも、である。それでも思い続けかつ考え続けていくうちに、何事かが分かり始めることになる。すなわち思う（量）から考え（質）への転化、量質転化の誕生である。ここをもって、この過程をもって概念化したものを、思弁というのである。と諸氏には分かってきたはずである。ここまで詳細に説かれれば……である。

この過程は、今の諸氏のアタマでは考えてみても分からないと、とりあえず説いておこう。今の諸氏は当時のサルのアタマになっていくら考えても分からないのである。思弁レベルに問答可能となって、ここのレベルのその頭脳でもってサルのアタマになってみれば、サルが樹上から下を眺めて反映させた像と、地上に降りて反映させた像とは違うということが分かるはずである。つまり木の上に登っているだけで、降りてみることがなければ、何も「オヤッ？」と思うことはないのである。しかもそれも、ここが肝心なところであるが、ただ木に登って降りて、登って降りてと、ボスの一声で動くサルには、結局何も分からないのであり、ボスだからこそ、その反映する像の違いに気づき、「オヤッ？」と思えるようになっていくのである。ボスザルはいわば指導者だからこそ、いわば共同体における自己責任として分かっていくのである。

だから国家というものを考える時に、指導者から考えないと、国家のことが何も分からないで終わってしまう。国民から国家を考えても何も分かるわけはないのである。これを観念的二重化と称するのである。だが、である。以上説いているように、これにも二重性が存在する。すなわち、天上から観ることに併せて、地上からも大きく見ることが可能な「二重化」がその一つであり、地上からしか見ることがない他の一つの平凡な二重化である。

そういう観点からすれば、民主主義というものはいかに困難なのかということになる。だから逆からいえば、なんで現代は民主主義なのか、という問題にもなるのであるが、その答は簡単である。現代は国家の根本が資本主義となっている、だからである。そういう面をまともに見ないで、三権分立だなんだといっても、始まらないのであり、すべてがウソになってしまう。つまり大事なことは、人類の起源というものに遡ってみれば、元々はボスザルがいて、軍団を統括していたのであり、それと同じように、国家は国王がいて、国民を統括するのであり、これが原基形態であり、実存形態なのである。したがって、いかなる国家といえども、必ずトップを選びだすであろう。そうしなければ国家は成り立たないのである。もちろん最初の国家に、憲法などあるわけはない。ではトップに誰がなるかといえば、強い人間がなるに決まっている。

しかし、できあがった国家というものをなんとかするというのは、加えて「よほどの何か」がなければならない。その一つの形態が、ローマ帝国の誕生である。つまりジュリアス・シーザーが「賽は投げられた」といって、一撃のもとに元老院をぶっ壊した流れである。しかしまあローマ帝国の時代などというのは、いうなれば現代の話だから、もっと遡ってのサルの時代と、ローマ帝国の時代の違いというものが分からなければならない。そして、なぜローマに皇帝がいたのに、キリスト教を取りいれなければならなくなったのかは、国家論の問題なのである。さらにそれがいつの間にか宗教反対になっていく流れ、つまり「皇帝たるローマ教役立たず」となり、いわゆる民衆教が必要となっていく流れとは一体なんなのか、これも、優れて国家論の問題なのである。そういう意味では、国家論というものは難しいけれどやさしいのである。つまり、国家とは何かということを、歴史を遡ってしっかり把握していけばやさしいし、それを把握していなければなんとも難しいものなのである。

（3）形而上学とは事実の問題ではなく認識の観念化の問題である

さて、サルからヒトへの過程は『〝夢〟講義』をしっかり読んでもらうとして、以上の人類の歴史をふまえて、いよいよ先程の形而上学の問題に戻ることになる。

ヘーゲルは、学問というものは影の王国である、すなわち現実の王国に対する、精神の王国であるといった。ヘーゲルのこの文言の訳に関しては、影の王国というよりも精神の王国と訳した方が正しいと思うのであるが……。いずれにしても、現実の国家が国王を戴いているように、学問としての国家も同じことをしなければならない、とヘーゲルは考えた。

これについては、私が『全集』第五巻の「武道哲学講義II」で説いた次の文言を思い出してほしい。

> 哲学とは学問としての国家体系である。
> より正確には、学問としての哲学の体系とは実体世界の国家体系を論じる国家学に対しての、いわば観念的世界における学術国家としての体系学であり、端的には学　国家学である。

これはもちろん私の概念規定であるが、ヘーゲルもそのような思いを抱いていたのであろう。だからこそ学問は影の王国（精神の王国）である、と表現したのである。これをヘーゲルがそう考えた最初の動機が、アリストテレスの形而上学だったわけである。

では形而上学とは何かというと、分かりやすくいえば、学問をどうしたら総括できるか、そしてそれをどう統括するのかということである。元々の学問というのは、つまり学問になる以前の学問というのは、単なる研究レベルでしかなかった。たとえば、王冠は何でできているかを調べるとか、代数や幾何が出てくることの契機になった、戦闘はいかにしたら有利になるかなどであり、そういうものがギリシャでなぜ誕生したのかというと、ギリシャ時代には時として戦争の小康状態があったからである。つまり大戦争に明け暮れることのない状況があったからである。

だから学問は暇、遊び、余暇などといわれるのである。すなわち国家の存亡を賭けた戦いがない時代が、ギリシャにおいてやっと誕生したからこそ、ギリシャはいうなれば学問の祖になれたのである。そしてその間にはギリシャに伝わっている、いろいろな知見の集大成があったのである。そういうことを一つ一つ論じ合っていく問答の中で、次第にある一つの答というものが出てくる流れができていくのである。だから、まだそれが分からなかったソクラテスの頃は、いうなれば形而上学のようなものは、まだ当然になかったのである。つまりまだその時代は事実の問題であって、けっして観念の問題ではなかった。つまり形而上学というのは、分かりやすく説けば、観念の問題なのである。ではそれまではどうだったかと説けば、事実の問題を解くことだったのである。たとえば橋をかけるとか、武器を創るとか、どんな風に戦うのかという具体的な事実の問題だけが、国の存亡に関わっていたのであるから。

（4）アリストテレスはすべての知見を集大成して形而上学を創ろうとした

ところがギリシャのポリスにおいて、いわゆる余暇人《ヨカビト》が数多く出てきて、そういう歴史を全部集大成して、討論する場ができるようになっていったのである。しかしソクラテスの時代はまだ、討論することと自体が分からず、ただやみくもに口ゲンカをやっていたレベルであった。ソクラテスは、口ゲンカばかりやっていたから、時の権力者の反感を買って殺された（死刑）のである。そしてソクラテスがあのまま死んでいったのは、謝るということがイヤだったからである。そういう時代であったのである。謝ることができないという時代があるのであり、それは相手が正しいと思わない、相手がバカだと思っているからである。

だがそれをふまえたプラトンは、ではどうしたかといえば、そういうソクラテスとの対話、あるいはソクラテスといろいろな人との対話を、全部ふまえる余力があったのである。

そして、そのプラトンの実力養成に一番力を貸したのが、アリストテレスであった。アリストテレスは約二十年間、プラトンが実力をつけるために必要だった世界中の出来事というものを、全部プラトンに読んで聞かせたのであった。プラトンが「あれはどうだったか」と聞けば、アリストテレスは「はい、あれはこうでした」とすべて答えたのであった。だからいうなれば、アリストテレスは全世界の問題となる出来事すべてを、プラトンによって把握させせられてしまったのであった。

当然にアリストテレスは、勉強しなければプラトンに怒られたはずである。いうなれば、二人は主人と奴隷のような関係なのだから……。なにせプラトンは正当なギリシャ人であり、アリストテレスは異端たる属国の人であったからである。だからこそアリストテレスはアタマにきたのであり、アタマにきてどうしたかといえば、それならば自分はなんとかして世界を制覇してやろうということで育てたのが、アレクサンドロスであった。したがってアレクサンドロスはなんとしてでも世界を征服しなければならないところまで、アリストテレスによって育てられたのであり、これは歴史の本を読めば、直ちに分かることである。

さて、そういう過程をすべて含めて、いわばアリストテレス語録として残っているのが『アリストテレス全集』である。つまりその中身は、アリストテレスが独学したものではなく、プラトンによって勉強させられたものであった。それをアリストテレスは、プラトンとは違って、自分自身のアタマの中に構成しなければならなかったのであり、それを構成するシステムの在り方が、形而上学であったのである。すなわち、それは実体の研究ではなく、それらに関わった認識的研究だったのであり、それの論理化、それの文字化が「形而上学」の中身ということになるのである。

だから分かりやすく説けば、アリストテレスの形而上学の近代版が、ヘーゲルの『エンチュクロペディー』ということになる。つまり現代の我々でいえば、中学校や高等学校の教科書の内容をすべて集めたようなものなのである。それをアリストテレスは一人で勉強したのであり、それをやらなければ学問の体系化はできないのである。だから古代において誕生したアリストテレス以後は、誰もそれをやれなかったのであり、僅かに神学関係でトマス・アクィナスがやっただけである。しかし神学関係だからこそ、世界を把握するということはできなかったのである。

(5) ヘーゲルは思弁力を養成して本物の形而上学を、との志だった

そのトマス・アクィナスから五百年以上の月日が流れて、ようやくそこに気がついて、学問の体系化を始めようとしたのがヘーゲルであった。その最初の取りかかりが『精神現象学』であった。

この『精神現象学』についていっておけば、たしか武市健人は『精神現象学』といわず『精神現象論』としている。私も多分、原題は『精神現象論』が正しいだろうと思う。ヘーゲルがあれを『精神現象学』というはずはないのだから。なぜならWissenschaftはそんなものではないと思っていたのであり、だからこそ、ヘーゲルは『エンチュクロペディー』を著わそうということになったのであるから。

ヘーゲルは『エンチュクロペディー』で全体系の土台から構造の論理を説こうと思ったのであろう。しかし我々から見れば、一つだけ足りないものがあった。それは何かといえば、社会哲学(社会科学)であった。それはヘーゲルの時代性に規定されたものであり、それについては、以前説いておいた通りである。いずれにしろヘーゲルは、『精神現象学』で精神の流れを説いてみたが、それで世界が分かっ

たかというと、分からなかったからこそ、『エンチュクロペディー』を著わすことになったのである。つまりは、自然科学から何からすべて勉強しなければ一般的論理の構造が分からず、まして体系化など無理と悟ったからこその大学習になっていったのである。

だから、いわゆる『精神現象学』から「学の体系 第一部」の名前がいつの間にか消えていったのである。本来なら『大論理学』が第二部のはずであったのだが、やってみてもできなかったということなのである。

どうできなかったかというと、形而上学というのはいうなれば「現実の王国」に対して「影の王国」の体系のわけだが、『精神現象学』を書いてみたら精神の体系でしかなかった。だからこれじゃいかんということになって、『大論理学』を書いた。つまり、ヘーゲルは何が足りないかと考えてみた時に、それは『精神現象学 序論』正しくは「精神現象論 序説」に書いてある通り、やっぱり学問に対する愛情だけでは駄目なのだ、一生懸命やるだけでは駄目なのだ、少なくとも体系化ということをやらなければ駄目なのだということにようやく気がついたわけである。すなわち『精神現象学』を書いた後、それに気がついて「序論」を書いたのである。そこでヘーゲルは、ただ学問を必死にやればよいということではなく、必死になって体系化しなければならない、とシェリングたちへの反論として書いた。そしてそれではこれから私はどうすべきかと考えた時に、ヘーゲルはどうしたか。答は簡単である。ここでヘーゲルは、「思弁とは何」なのか、「形而上学とは何」なのかを考えなければならなかったのである。それが先程取りあげた『大論理学』の引用部分の内容となる。

思弁とは何かというと、簡単である。自分がありとあらゆる学問を究明して、その中で究明してきたありとあらゆるものを概念レベルでまとめていく実力の認識力が思弁の実態である。つまり全学科をまとめる筋道を思う過程の一つの認識が思弁の実態なのである。思弁ということはそういうことである。しかしそのためには、弁証法が必要であると考えたところがヘーゲルの偉いところであった。シェリングまでは、弁証法は単なる技術であって、自分のやりたい勉強をやればいいのだと考えていた。

だからシェリングの『学問論』を読んでみれば、そのように説いてある。シェリングがその中で慨いているのは、なぜ本当の学問が大学の上位に置かれなくて、医学とか工学というレベルの低いものが、大学で幅をきかせているのかということであった。しかしシェリングは、たしかにそれらは直接に役に立つのに対し、哲学は直接に役に立たないから仕方がないのだ、けれども哲学というものは本当は大事なんだよ、と説いているのが『学問論』なのである。これは大学での講義だったのだから。

しかしヘーゲルはそれを見て「いやシェリング君、そうではないだろう。たしかに君のいうことは分からないでもないけれど、それだけでは学問にならないんだよ。学問というのは、形而上学そのものとして創出しなければならないけれども、まずそのためには思弁の実力をつけなければならない。そして思弁の実力をつけるためには、弁証法を勉強しなければならない。そして弁証法を使って思弁力を養った上で、形而上学つまり学問の体系化を図らなければならない。アリストテレスはそれに気がついたのではあるが、まだレベルとしては大したことはなかったのだ」と説いたのである。

（6）論理的思弁により全学問の体系化をなすものが論理学である

すなわち形而上学とは、現実の生々しいものを究明した上で、それらに論理としての筋を通そうとしたものであり、論理だけで構成しようとしたものである。しかし結局ヘーゲルにもそれができず、またエンゲルスが形而上学などはくだらないと説いてしまったから、その後形而上学はすっかり棄て去られてしまった。だから現代においては、思弁さえも低く捉えられてしまい、思弁がいつの間にか思索になり、いつの間にか思考（思うこと）になってしまった。その結果、現代のすべての哲学者と称する人が、思考することが哲学することだと思ってしまっている。

しかしけっしてそうではない。思弁とはあくまで、全学問を体系化するために筋道を通すべく思うことであり、併せて、論理性を概念化することであって、それ以外ではない。そしてそれによって組織化、システム化（体系化）していこうとするのがいわゆる形而上学の方法である。たとえば医術というのは形而下学、つまり実体学であり、医学というのは形而上学である。そして論理学はその最たるものである。なぜならば、物理学、生物学、化学、経済学等のそれぞれに論理構成がある。その論理構成のすべてをまとめて一つのものにして、すべての学問にあてはまる学問に論理構成したものが、論理学だからである。ヘーゲルがそう書いている。先程引用した文の中身はそういうことである。

私はここを一人でやってきた。それについてはこれまで私の本に説いてきた通りである。だからヘーゲルの説いていることがよく分かるのである。そしてこれは私が武道空手を実体的・認識的に実践してきたお蔭でもある。武道空手には実体と論理の二つがある。すなわち形而下学と形而上学の二つがあるのが武道空手の極み、すなわち、文化レベルでの武道空手なのである。だから私はこれまで説いてきたように、武道をやってきたからこそ、ヘーゲルには負けない。なぜなら、端的には自然科学、社会科学、精神科学のすべてを統括するのが武道学だったからである。しかもそれが、すべての学問一般として創りあげられる方式ないし方法論なのが論理学だからである。ヘーゲルの場合は、武道の理論がないからダメなのである。私はそこがあるからよかったのだといってよい。さらに認識論も武道があったからこそ凄くなったのである。ヘーゲルはそこができていないと説いたのは、そういうことである。

これについては私はかつて、私の著書に次のように説いておいた。

私は大哲学者ヘーゲルには生涯かかっても及ぶことは不可能に近いだろうが、それでも私は次の二点で必ずヘーゲル哲学の実質を追い越せることになろう。それは弁証法と認識論の二つである。どうしてそう断言できるのかは絶対的な優越性の理由が存在するからである。

その絶対的な優越性の理由とは何か。端的には、私は武道・武術を修練してきた過去を何十年も把持しているが、大哲学者ヘーゲルにはそれが皆無である。いかな大哲学者いかな大観念論者であっても、武道・武術は宗教のような観念上の存在ではなく、客観的客体的実在の実体の運動そのものである。そればかりかこの実体の運動形態そのものは、ラジオ体操レベルではなく、人間の生死を賭けた精神・魂の奥義の問題なのである。それだけに、大ヘーゲルが認識論をいかに構築しかかっても、彼にとっては実体上の実態ではなく、観念上の実態としてしか活動できないからである。以上簡単には、私が大哲学者ヘーゲルの全体系には及ばないことがあったにしても、武道・武術の認識の最高形態たる奥義すなわち認識の極地である精神・魂に関わる弁証法と認識論の極みは私が、私のみがなしうるだけだ、と断言できるからである。

（「『全集』の読者への挨拶X」『全集』第十巻所収、現代社）

だからこそ、諸氏にも武道空手をまじめにやれと説くのである。それはけっして単に練習することではない。まともに思弁することによって鍛錬するものである。実体的武術と認識的武道とを統合すべく、見事に「思弁」して武道空手を文化としての形而上学にすることである。これの初歩段階の一つが『空手道綱要』である。この書は思弁して完成したものであり、けっして事実そのものではない。

しかし諸氏はあれを事実レベルで読んでしまうからウソになってしまうのである。本来あの書は論理書として、形而上の書物として読まなければならない。それなのに諸氏は形而下のもの、たとえばその場突きをその場突きそのものとして読んでしまうから、駄目なのである。本来はその場突きという事実を究明しての論理なのだ、理論なのだとして読みとれなければならない。しかし諸氏は、論理というもの、理論というものを修得していないから駄目なのである。もちろん私とてそれらを教わったわけではないが、そのように考える道程でしかなかったのが私の人生だったのである。

（Ⅲ）「経験論」とカントの関係を説く

（1）「経験論」とは世界中のあらゆることを実践して分かっていくことである

先程講義の後、諸氏が経験論について討論しているのを聞くと、あまりにもレベルが低すぎる。つまり経験論というものを、あまりにも貶めて考えている。諸氏は、研究することによって目の前で見ている物の在り方を記載していくのが経験論だ、などといっているが、とんでもない。そうではなくて、すべての学問がありとあらゆる実践をして、初めて端緒につくというのが、経験論である。つまり、現代でいえば高校の教科書レベルのことを、全部自分でやってみろ、やらないことはいうな、というのが経験論である。

それだけに諸氏は、学問というものを、あまりにも貶めて考えている。学としての経験論は個別研究のレベルではない。世界中のありとあらゆることを実践して、分かっていくことが経験論であり、大学のすべての学科を一人ですべてやることが、経験論なのである。だからこそ、そういうことをやってのけた人間がほとんどいないのであり、歴史上、僅かに出てきたのがアリストテレスとヘーゲルくらいなのである。誰もがやっていないのである。たとえば、生物でいえば、すべての生き物を一人で研究することである。それが経験論なのである。つまり自分で実践したことのない御仁が、一体何を説こうというのか、というのがベーコンの、大陸合理論に対する批判だったのである。その経験論からの批判を知って、カントは大きくショックを受けたのである。学問とは経験することだとは思わず、思弁することだと思っていたのに……と。

こうして、先程の『大論理学』の引用文に見たように、ドイツ哲学はその影響を被って、二十五年この方、このような状態になってしまっている、とヘーゲルはいっているのである。しかし、アリストテレスの場合でいえば、全世界のすべてのことを勉強し、勉強したことをすべて集めて、自分一人でやったかのように思弁して創りあげるのが、形而上学なのである。つまりそのすべてを論理化すること、すなわち観念的実態として学修し、そこを論理世界として創出することが、形而上学なのである。

それに対して、知識として学修することは、形而下学である、ということを、ヘーゲルは説いているのである。諸氏は読み方が足りない。だから武道空手で説けば、すべての武技を実験・実修して、この武技はこうだ、ああだと分かることが、いうなれば経験論であり、そのすべての武技を経験して、なおかつ経験したことを論理化したものが、本来の形而上学である。

しかしカントは、経験論からの批判に恐れをなしてしまい、「悟性は経験を踏み越えてはならない」と、経験論に脱帽してしまったのである。そしてカントはその上に、理性というものを創出して、これは経験の問題ではない、いうなれば先験的なものだ、すなわちここを武道で説くならば、奥義は経験の彼方に位置する思弁でしかない。これは先天的であり、持って生まれた天才のみが創造できるものだ、とやってしまったのである。しかしヘーゲルはそうではないと説いたのであり、その中身が先程の『大論理学』の引用文であった。

（2）経験についてベーコン、カント、ヘーゲルの見解

ここまでのことを、喩えて説くならば、大学の学長が、そもそも大学とはどういうものか、本来大学とはこういうものでなければならない……と説いた時に、それがいわゆる思弁の原基形態の始まりである。それに対してベーコンはなんと説くかというと、「学長、そうではないでしょう。すべての学部のすべての学科の、すべての研究者がやっていることを、全部自分自身で研究して、なるほどそれはそうだ、これはこういうことだとすることが、本当の学問ですよ」と説くのである。

だからそれをふまえてカントは、「そういわれればそうだ。実験したことがない奴は、よけいなことをいうものではない。だからそれはこうなるんではないかといいたければ、自分が経験してからいえ」となっていったのであり、それが悟性の問題である。

もう一度喩えて武道空手の組手で説けば、自分で組手も実践したことのない人間が、武道空手とはな

んぞやと説くな、とカントはいっているのである。自身が実践したかぎりの組手について論じるのが、悟性というものである、と。

それだけにカントの場合、理性（奥義）というものは先天的なものであり、これは神様から授かったものであるから、先験的であり、生まれつきの才能であるから実践するだけで分かるとしたのであった。それに対してヘーゲルは「そうではない。カントの悟性というのはおかしい」といっているのである。このように、自分たちの行ってきた、たとえば武道空手の事実で考えてみれば、簡単なのである。たとえば護身術をいろいろ研究して、百なら百、二百なら二百の護身術の武技を経験したとする。そうするとベーコンは「そこからしかものをいってはならないよ。やっていないことをいってはならないよ」と説くのであり、これが経験論である。それをふまえてカントは、「そうだ。護身術とはこんなものだという時に、経験から得たもの以上のことをいってはダメだ。悟性は経験を超してはならない」と説いたのである。つまりカントは、悟性は理論の最高形態だといったのである。

ところがヘーゲルは違う。ヘーゲルは「そんなものではない。思弁とは、たしかに経験は必要だけれども、単に経験をいくら考えてもなんにもならない。経験上の出来事を思考すること、すなわちその経験したものがいかなることかと、深く深く考え抜くのが思弁であり、思弁したことを体系化したものが、形而上学である。これこそが学問である」といったのである。つまり学問化するとは、思弁の実態を形而上学として創立するということである。すなわち事実の象形をすなわち森羅万象の姿形を論理として把握すること、姿形をすべて一般性として把握して、そこを筋として通すのだ。つまり、理論でそれを説くということである。事実を説くばかりでなく、その事実の性質の論理構造（一般性）を説くことが学問なのである。これが形而上学なのである。だから生物を研究する者が、細胞とか遺伝子がどうのといっている場合は、学問でもなんでもない。単なる経験であり、技術屋がやることであって、学者がやることではない、と厳しく、かつ激しく説くのである。

だがカントはヘーゲルと違って「学者たる者は、経験を悟性として、つまり対象の理屈としてしゃべる時には、経験した以上のことをしゃべるな。後は先験的な問題であり、そこは自分の天才的なアタマで考えろ」といったのである。だからカントはこの面からも二律背反なのである。

本来はこういう問題を諸氏は、高校から大学一年で学んでおかなければならない。その頃にやっておかなければ、その先はないのである。私は幸いにもその頃にそれらを学んだことである。それが大学を志す、たった一つの目的だったからである。大学は本来、技術者を目指す場ではなく、学者を目指す場である。学の把握であって、知識の把握でも、技の把握でもない。ところが現代の大学は、知識と技の研究と把握だけであって、学問の把握はないのである。つまり思弁の教育の場がない、形而上学レベルの学の構築がないのが現在の大学なのである。だから技術のみの教育をやっている人間に説いても、分かるはずがないのである。

そもそも理論というものは、観念上のこと、すなわち認識を道筋つけるだけではなく（これでは経験論にすぎない）、そこから筋道へとなしていくことである。それの体系性を求めて創出することを形而上学というのである。したがって恩師三浦つとむが『弁証法はどういう科学か』の中で、弁証法は「あれもこれも」と考えるが、形而上学では「あれかこれか」と考えると書いているが、これはとんでもない誤りである。形而上学とはそんなものではない。恩師は、エンゲルスが中世の悪しき形而上学なるものを勝手に本物の形而上学らしく説いたことを、モノマネして説いただけである。

形而上学というのは、実体としてあるものを研究して、その論理構造を観念的に体系化したものである。すなわち実体ではなくて、その性質を論理として組みたてたものが形而上学であり、それが学問となるものである。ただヘーゲルは、残念なことにそこまでを論理レベルできちんと説くことはなかったのである。アリストテレスも、当然ながらそこまで説けなかった。なぜなら、アリストテレスはヘーゲルが説くように論理というものを知らなかったからである。それなのにヘーゲルは「論理というものがあるはずだ」ということで『大論理学』を書いてしまったから、駄目だったのである。

本当はヘーゲルは「有論（存在論）」つまり存在するとは何かを説く前に、イギリス経験論の内実をふまえなければならなかった。つまり「有論（存在論）」の前に『エンチュクロペディー』を書かなければならなかったのである。『大論理学』はその後で説くべきだったのに、先に説いてしまったのがまずかったのである。『エンチュクロペディー』の中の「論理学」も同様であった。

（3）カントの説く「悟性」とは何か

次に諸氏から、カントの悟性について質問が出ていたが、カントは勝手に「感性」と「悟性」と「理性」に分けてしまったのである。そして「悟性は経験を踏み越えてはならない」といっているのである。これはカントが、イギリスの経験論に負けて、そうしてしまっただけなのである。

つまりカントは論理というものがまだ分からなかった。理屈までしか分からなかったのであり、「悟性」というのは分かりやすく説けば理屈のことである。だからこそ研究者は、この「悟性」が好きなのであり、みんなカントに抱きつき、ヘーゲルは訳が分からんと蹴とばしたのである。それはカントがやさしく、抱きつくと楽だったからであり、これは先程の引用文でヘーゲルが説いていた通りである。

喩えて説けば、縄跳びというものは、手に縄を持って両手で縄を回して、身体が飛ぶ、それ以上でもなければそれ以下でもないのだ、というレベルである。つまり縄跳びというものは、身体をこんな具合に訓練して、身体がこんな具合になるという説明はできても、縄跳びはその効用として、青少年の身体をこんな具合に発達させるというところまでは説いてはいけない、ということである。

事実として、縄跳びを五回やったら脈が幾つ増え、血圧がどうなるかまでは説いていいけれども、ということである。つまりカントは、事実から知ることのできるところまでが悟性の役割であると説いているのである。諸氏も含めてみんなカントの説いたものを、ただ文字で読んで覚えているだけだから、具体的に説明しろといわれても、できないのである。

だがそのヘーゲルも、実は大きな間違いを犯したのである。それは一体何かといえば、カントの物自体論なるものを批判するにもってして、「それならば木の葉を黒としてではなく、緑として眺めるのは、認識だけの問題なのか」と、現象ないし具体のレベルで取りあげたことである。だが、である。本来カントの物自体論を、事実のレベルで反論してよいわけがない。なぜならこれは、論理の問題であり、「形而上」の問題だからである。カント自身は、物自体について次のように述べている。

或る概念が全く自己矛盾を含まず、また与えられた概念に限界を付するものとして他の認識とつながりをもつにしても、その概念の客観的実在性がどうしても認識せられなければ、私はかかる概念を蓋然性(problematisch)と名づける。可想的存在という概念――つまり感性の対象としてではなく物自体として(純粋悟性によって)考えられるような物の概念は、少くとも自己矛盾を含んでいない、我々は感性だけが唯一の可能な直観の仕方であると主張することができないからである。それればかりか可想的存在というこの概念は、感性的直観を物自体にまで拡大しないために、従ってまた感性的認識の客観的実在性に制限を加えるために必要なのである(我々が、感性的直観の達し得ない物、即ち物自体を可想的存在と名づけるのは、およそ感性的認識は悟性の思惟する一切のものを越えてその領域を拡げることができない、ということを示すためにほかならない)。

しかしたとえ私が純粋悟性によって、物自体について何ごとかを綜合的に言い得るとしても(だがこれは不可能である)、私はこのことを現象に関係させるわけにはいかないだろう、現象は物自体を表示するものではないからである。それだから現象に関係する場合には、私は私の概念を先験的反省において常に感性の条件のもとで互に比較せねばなるまい。すると空間および時間は、物自体の規定ではなくて、現象の規定であるということになる。また物自体がなんであろうとも、私はそれを知らないし、また知る必要もない、私にとっては、物は現象においてしか現われ得ないからである。

(『純粋理性批判』(上))

このカントのいう「物自体」なるものは本質レベルのもの(形而上のもの)であるから、論理そのものとして本質レベルで反論しなければならないのに、ヘーゲルがここを事実レベルのものとして反論したのは、ヘーゲルがまだ本物の論理が分かっていなかったことの一つの証明である。

(Ⅳ) ヘーゲルの弁証法を説く

(1) ヘーゲルの『精神現象学 序論』執筆の意味

花が咲けば蕾が消えるから、蕾は花によって否定されたと言うこともできよう。同様に、果実により、花は植物の在り方としてはいまだ偽であったことが宣告され、植物の真理として花にかわって果実が現われる。植物のこれらの諸形態は、それぞれ異なっているばかりでなく、たがいに両立しないものとして排斥しあっている。しかし同時に、その流動的な本性によって、諸形態は有機的統一の諸契機となっており、この統一においては、それらはたがいに争いあわないばかりでなく、どの一つも他と同じく必然的である。そして、同じく必然的であるというこのことが、全体としての生命を成り立たせているのである。

さて、もう一つ説かなければならなかった問題がある。それは、ヘーゲルの弁証法についてである。ヘーゲルの弁証法は『精神現象学 序論』の中で、あるモノで説明されている。それは引用してある植物の例である。これがヘーゲルの弁証法の中身（構造）である。だからヘーゲルの文章を読解したい時には、植物をこう説いているということは、たとえば「認識」という文字を見た時には、認識もこういう形式（過程性）で説いているのか、と分からなければならない。さらに付加しておくならば、私の文章の中に「目的」という文字を見た時にも、「志」という文字を見た時にも、このヘーゲルの説く植物の例で見るようなこういう形式（過程的構造性）で説いているのか、と分かる必要がある、ということであり、これこそが本物の弁証法なのだと分かってほしい。

それゆえ「論理」という文字を見た時にも、「そうか、ヘーゲルはそういう意味を含めて論理という文字を使っているのか」と分からなければならない。しかし当のヘーゲルは、論理をそこまで説ききれていないから、読む人間も分からないのである。だから本当は、第一版の『大論理学』の原文を読んでみたいものである。あれは結局、あれだけシェリングに頼んだのに認めてもらえなかったヘーゲルが説いたものである。シェリングはシェリングで、「ヘーゲルよ、もう少しまじめにやれよ。私がせっかくこうやって就職を世話してやっているのだから。私に反対するようなことはやめてくれ。これではまるで私を否定するようなものではないか」といったのであり、二人の間にはこういう会話が交わされているのである。

その会話の中身を論理化したもの、すなわち悟性レベルで説いたものが『精神現象学 序論』だったのである。こう説けば、諸氏も少しは悟性ということが分かるだろうか。そして結局ヘーゲルは二年間待ったが、シェリングがとうとう『精神現象学』を認めてくれなかったので、アタマにきてこれはもう駄目だというので、『精神現象学』の本論に、シェリングに対する文句、批判を書いた「序論」をつけて、出版したのであった。「序論」は「本論」の二年後に書いたものなのだから。

それはもうシェリングにしてみれば、「なんで私をこのように批判するのだ」と怒りたくなるであろうし、ヘーゲルにしてみれば「このくらい、オレとオマエの仲なのだから、認めてくれてもいいではないか……」と思った（はずな）のである。その中身が「序論」に書かれてあるのであり、したがって「序論」の中身は当然ながら悟性の域を出ていない。

ヘーゲルは本当は、「学問とは」ということをしっかりと、いわゆる理性レベルで説くべきだったのであった。しかし『大論理学』の「序論」も結局『精神現象学 序論』のレベルでしかない。当人が『大論理学』は『精神現象学』の続編として著わしたと書いている通りである。だから第一版の『大論理学』の原著を見てみたいと思うのであるが、残念ながら手に入らない。出ているのは第二版だけである。マルクスの『資本論』も同様である。第一版を我々は知らない。書き直したものしか読んでいない。だからヘーゲルの『大論理学』も、マルクスの『資本論』も、本当の中身がどうだったのかを、我々は知らないのである（〈注〉参照）。しかしなんでもそうであるが、人間というものは、最初に出したものが、一般論レベルでは一番正しいのである。そこから出立しているだけに、そこを大きく上回ることはない。たしかに、論理は深まり、体系性も大きく発展するであろうが、最初に定義した本質レベルの構造だったものを、後から超えることはできないのである。

(2) ヘーゲル弁証法の特質は文体内に生成発展の実態を把持して説くことにある

さて、これまで講義したところを、諸氏はきちんと理解できたであろうか。悟性も、理性も、経験論も、形而上学も分かったであろうか。ヘーゲルの弁証法については、先程『精神現象学 序論』の中の、植物の例で説明したから理解できたたと思うが、もう少しそこを説いてみよう。

先程引用した植物を例に挙げてヘーゲルが説いた中身を、弁証法的に説くとどうなるか、と問うた時、諸氏の一人は「否定の否定である」と答えたが、それはヘーゲルの弁証法ではない。「否定の否定」といったら、それはエンゲルスの科学的(法則的)弁証法である。

ヘーゲルの弁証法というのは何かといえば、植物の例で説いていることで分かるように、「目的」という言葉を使った時に、根っこのレベルで使っているのか、芽が出たレベルで使っているのか、それが茎になったレベルで使っているのか、樹木になったレベルで使っているのか、葉になったレベルで使っているのか、花が開いたレベルで使っているのかをしっかり分かって読むように、ということである。

つまり花のレベルで使っても、それはけっして芽のところを否定しているわけでもなければ、根っこを否定しているわけでもない。花として弁証法を使っても、そこには必ず芽も根っこも入っているんだよ、ということなのである。

だから根っこの時に説明したことを、芽が出た時に違うように説いたとしても、根っこを否定しているわけではない。根っこがあるから芽が出たのである。そこをよく分かっておくように、と。それが弁証法だとヘーゲルは説いているのである。それを「否定の否定」などといったのでは、ヘーゲルの弁証法を少しも分かっていないということになる。すなわち、ヘーゲルの弁証法を一言で説けば、「生成発展」となるのである。生まれて次に何かが出た時に、前を否定しているのではなく、きちんと次の問題にそれは含まれているのだということを、ヘーゲルは説きたかったのである。すなわち、根っこも芽に含まれているのであり、だから芽を説明する時に、根っこの意味をも違えていってはいけない、根っこの説明をしたその説明を、芽の説明に使わなければならない、ということである。

これがヘーゲルの弁証法である。何回も説いてきたように、ヘーゲルの弁証法は「生成発展」なのであり、同じ文字を使っても、どの部分で説明しているのかが分からなければならない。つまり「絶対精神」を説明しても、根っこで説明しているのか、茎で説明しているのか、芽で説明しているのかが分からないと、「絶対精神」の中身が分からないと、ヘーゲルは説いているのである。だから我々は、「絶対精神」は文字そのままに「絶対精神」と読んではならないのである。ヘーゲルが芽として絶対精神を説いているのか、茎として説いているのか、実として説いているのかを考えなければならない。ヘーゲルを読んで「絶対精神」という文字があった時に、「ああ、これは根っこの部分の絶対精神か」と分からなければならないということである。ヘーゲルが、「私の弁証法はこれまでの弁証法とは違う」といった意味は、以上のようなことである。そしてこういうことを考えられるまでに思慮するのを思弁というのであり、こういうことを体系性として説くのが学としての形而上学なのである。

以上端的には、形而上学とは事実の体系としてではなく、論理の体系としてこそ完成されるべきものなのである。

(3) 学問の体系化のためには弁証法の実力をつけなければならない

諸氏は本当にアタマがカタイから、こういうことがなかなか分からない。こういうことを、自分の専門でしっかりと説けなければならない。たとえば、生物学が専門の諸氏で説けば、ここにマグロがいた時に、稚魚で説明できたことを、成魚になったマグロでも同じように説明できなければならない。そしてそれをふまえて、もっと大きくなったマグロでも、稚魚のマグロの時点での論理的説明をなしたように、すなわち、マグロ一般をふまえての同じく論理性としてすべてのマグロを説くことができなければならない、ということである。これがヘーゲルの弁証法なのである。

喩えれば、武道空手で説けば武道空手を始める頃の説明と、武道空手の達人になった頃の説明とは、全部同じ論理のレベルでの説明でなければならない。これが体系化の一般性であり、ここを構造に立ちいって、たとえば、本質↓構造↓現象と説くか、あるいは、一般↓特殊↓具体と説くかは、執筆者次第といってもよいであろう。

だから簡単には、すべての生物を、種の段階から何百万年も経て巨大な森林に成長したところまで、同じように説明できなければならない。つまり森林を小さな草としても説明できなければならない。それは同じものであるのだから。我々はそのようにして「生命の歴史」を構築してきたのである。

もう少し構造に立ちいれば、次のようになる。植物の種は、自分を否定して芽を創出しているのだけれど、その芽が種を創出しているのである。すなわちその種の状態を。芽が茎になっていくと、茎は芽を創出しながら茎になっていくのだから、その芽はどのような内容を茎に与えているのか、である。芽がなくなった、芽は枯れてしまい茎が残ったという場合、もう芽がなくなったではなく、芽はどういう形で茎になったのかを考えなければならない。これが弁証法であり、これを生成発展という。

これは、私がずっと昔から講義してきた内容である。このように生成発展というのは、すべてが含まれていくのである。たとえば、細胞が分裂して、死んだ細胞が出てきた場合、その死んだ細胞が生きている細胞に、自分の実体として何を残しているかを考えなければならない。残った細胞だけしか見ない研究は、弁証法的にはインチキである。このように生成発展を考えられない、すなわち弁証法を知らないと、とんでもないことになるのである。

以上、ヘーゲルの『大論理学』を取りあげて論じてきたが、諸氏は理解できたであろうか。

元々『大論理学』は、そんなに難しいものではない。レベルの低いものであるから、そんなに勉強しなくてもよいものである。しなければならないことは、我々がヘーゲルのレベルを自分の実力とし、かつ追い越していくことであり、ヘーゲル以上の論理化する実力はどうやったらつくのかを考える（思弁する）ことである。つまり、ヘーゲルはなぜ論理大系レベルの論理能力がつくことがなかったのかを分かり、そこに追いついて、追い越してということでやればいいだけのことである。

そのためにはヘーゲルが「序論」で説いているように、「種が否定されたから芽が出たのだけれど、それは形の上だけのことであり、けっして種が否定されたわけではない」ことを分かることから、すなわち、ここから弁証法の成立過程を辿ることである。つまりソクラテスを勉強して、プラトンを勉強して、アリストテレスを勉強した上で、トマス・アクィナスの『神学大全』を識って、その後の自然科学の発展をすべて学んで、それをまたもう一回、カントの二律背反に持ってきて、次にヘーゲルの絶対精神にまで持ってくれば、すべての流れをふまえて、ヘーゲルの実力にまでスーッと到達できるようになっていくことが可能となるのである。しかし現代でこれを実践した人間はまず存在していないのであり、実践できた人間はおそらく私一人であろうとの思いもある。現代はそのようなまともに古代ギリシャからカント、ヘーゲルまでを理解可能なような勉強をせず、単なる受験勉強だけで終わってしまっているからこそ、本物の学者が出てこられないのである。

（終）

（付記）　ここで一言述べておきたいことがある。それは私の哲学上の最良の弟子（悠季真理）の手になる哲学への入門書が、現代社のご厚意により出版されることになった。題名は、『哲学・論理学研究――学的論文確立のための過程的構造（第一巻）』である。本年末までには実物を手にできるはずである。

南《なん》郷《ごう》継《つぐ》正《まさ》

武道哲学・武道科学 創始者。日本弁証法論理学研究会 主宰
半世紀にわたって武道・武術を指導し，個人がより歴史性ある人間になれるように，弁証法・技術論・認識論を媒介にして，世界観を土台にした人間論をふまえて武道哲学並びに武道科学を確立する。
空手道を主軸に合気道・杖道・剣道・居合道・中国拳法・少林寺拳法を究明し，併せて認識及び技術の発展形態の理論，すなわち上達の構造・教育の構造並びに禅の論理，及び修行の構造を解明する。

著 書 『武道の理論』（科学的武道論への招待）
『武道の復権』（空手・拳法の論理）
『武道とは何か』（武道綱要）
『武道への道』（武道を通しての教育論）
『武道修行の道』（武道教育と上達・指導の理論）
『武道講義』第一巻（武道と認識の理論Ⅰ）
第二巻（武道と認識の理論Ⅱ）
第三巻（武道と認識の理論Ⅲ）
第四巻（武道と弁証法の理論）
『武道の科学』（武道と認識・実体論）
『弁証法・認識論への道』（以上三一書房刊）
『南郷継正 武道哲学 著作・講義全集』第一巻，第二巻，第四巻，第五巻，第六巻，第七巻，第八巻，第九巻，第十巻，第十二巻
『なんごうつぐまさが説く 看護学科・心理学科学生への“夢”講義（1）～(5)』
『武道哲学講義（1）(2)』（以上現代社）

南郷継正　武道哲学 著作・講義全集　第十一巻
武道哲学各論Ⅲ　武道哲学 武道と認識の理論Ⅲ

2015年5月31日　第1版第1刷発行

著 者 南 郷 継 正
発行者 小 南 吉 彦

印刷所 中央印刷株式会社
製本所 誠製本株式会社

発行所 東京都新宿区早稲田鶴巻町514番地（〒162-0041） 株式会社 現 代 社
電話：03-3203-5061 振替：00150-3-68248

ISBN 978-4-87474-166-5 C3375

『南郷継正　武道哲学　著作・講義全集』

第一巻　武道哲学総論Ⅰ　『武道の哲学』――武道学の認識論ならびに実体論
第二巻　武道哲学入門Ⅰ　『新・弁証法・認識論への道』第一部・第二部
第三巻　武道哲学入門Ⅱ　『哲学・論理学への道』第一部・第二部
第四巻　武道の科学Ⅰ　『〔全集版〕武道の理論』＋『武道哲学講義Ⅰ』
第五巻　武道の科学Ⅱ　『〔全集版〕武道の復権』＋『武道哲学講義Ⅱ』
第六巻　武道の科学Ⅲ　『〔全集版〕武道への道』＋『武道哲学講義Ⅲ』

第七巻　武道の科学Ⅳ　『〈全集版〉武道修行の道』＋『武道哲学講義Ⅳ』

第八巻　武道哲学総論Ⅱ　『〈全集版〉武道学綱要』（武道とは何か）＋『武道哲学講義Ⅴ』

第九巻　武道哲学各論Ⅰ　『武道講義　武道と認識の理論Ⅰ』＋『武道武術の諸問題Ⅰ』

第十巻　武道哲学各論Ⅱ　『武道哲学　武道と認識の理論Ⅱ』＋『武道哲学講義Ⅵ』

第十一巻　武道哲学各論Ⅲ　『武道哲学　武道と認識の理論Ⅲ』＋『武道哲学講義Ⅶ』

第十二巻　武道哲学各論Ⅳ　『新版　武道と弁証法の理論』

第十三巻　武道哲学総論Ⅲ　『武道における教育論・上達論・勝負論・極意論講義』

二五〇〇部限定
箱入り上製本